ANTIDOTE CONTRE

LE CHOLÉRA-MORBUS.

LIQUEUR

DE

BENJOIN

COMPOSÉE.

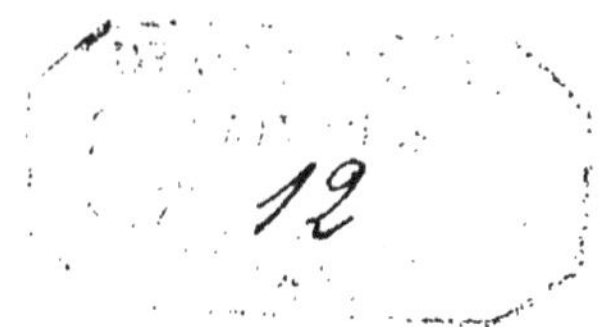

LIQUEUR

DE

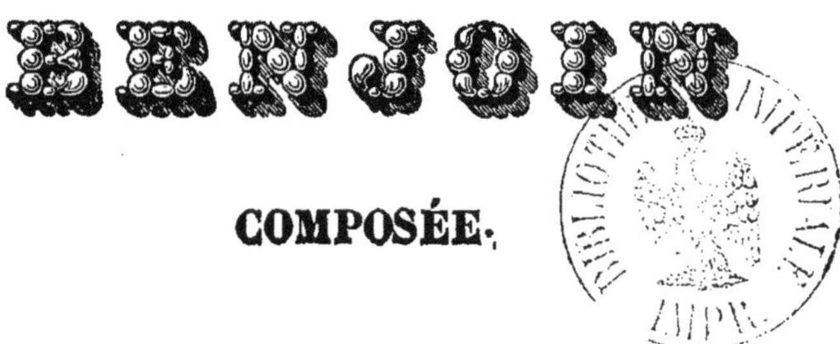

COMPOSÉE.

Au prince Louis Napoléon,

PRÉSIDENT DE LA RÉPUBLIQUE FRANÇAISE.

PRINCE,

Je cherche une main forte et bienfaisante pour appuyer une vérité utile, non seulement à mon pays, mais à tous ceux qui sont connus et où la civilisation a pu pénétrer.

Vous êtes placé à la tête d'une grande nation, que vous forcez à l'admiration par la sagesse de votre gouvernement, dans des temps aussi difficiles que ceux que nous traversons.

C'est rempli de ce sentiment, que, malgré mes quinze lustres bientôt accomplis, j'ose élever la voix vers vous, pour vous supplier de vouloir bien porter votre attention sur un sujet qui intéresse de si près l'humanité et à un si haut degré.

Ce n'est pas un ouvrage scientifique que je vous dédie, n'ayez pas égard au style ; que le fond trouve grâce pour la forme; ce sont des faits décisifs que je désire porter à votre connaissance; je serai heureux si mon langage vous est agréable; je serai heureux si ma patrie peut prendre l'initiative dans une cause qui intéresse toute l'espèce humaine. Un remède *empirique* doit cesser de l'être et devenir *rationnel* après une multiplicité d'observations et d'expériences.

Dans la haute position où vous ont placé le choix et la confiance universels, daignez, monsieur le Président, honorer de votre puissante protection mon humble entreprise, dont le succès justifie l'axiôme, *que le bien est toujours placé à côté du mal*, puisque le spécifique, dont je réclame l'introduction dans la médication légale, est le remède le plus efficace contre l'affection cholérique; et d'après vos principes bien manifestes, vous ne voudrez pas que la rigueur de la loi étouffe la voix de la nature; mais plutôt faire triompher le précepte dont vous usez si sagement : *salus populi, suprema lex.*

Et moi, Prince, qui ai éprouvé l'heureuse influence de votre plus belle prérogative, permettez-moi de joindre au sentiment d'admiration que vous m'inspirez si profondément, celui de la plus respectueuse reconnaissance, avec lesquels j'ai l'honneur d'être,

Prince,

votre très-humble et très-dévoué serviteur.

BLIN.

LIQUEUR DE BENJOIN

COMPOSÉE,

PURGATIVE, APÉRITIVE, DIAPHORÉTIQUE, STOMACHIQUE, etc.,

PROPRE A LA GUÉRISON DU CHOLÉRA.

Je reviens encore au sujet sur lequel j'ai déjà publié tant de vérités et qui est susceptible de tant de développemens ! Beaucoup d'amis me conseillent de ne plus rien dire ; seulement, de continuer dans le silence à faire pour moi et mes amis la LIQUEUR tant éprouvée. L'avis est amical, mais je le trouve égoïste et peu philanthropique, qu'on me pardonne le mot; je ne crois pas me tromper : l'intérêt public est le mobile qui me fait reprendre la plume qui, je l'avoue, reste en *arrêt* devant une carrière si remplie de sujets.

Commençons par le moins flatteur, par les persécutions qui datent de plus d'un demi-siècle, et que j'aurais pu intituler *les mille et une,* mais que je réduirai à celles qui ont été précédées de dénonciations et suivies de jugemens. Le dicton populaire est que, plus une chose est bonne et utile, plus elle éprouve d'entraves, plus les persécutions lui sont suscitées.

1851

Rappelons celles qu'a éprouvées la LIQUEUR de BENJOIN. Avant la Révolution de 93, mon oncle, Pierre BLIN, demeurant à Paris, possédait une recette qu'il tenait, lui-même, d'un ami, médecin allemand, et au moyen de laquelle il formait une liqueur qu'il nommait *Elixir bienfaisant*; il pouvait le donner à ses amis et à des malheureux, sans rétribution. Le changement de gouvernement ruina sa position; comme son remède avait de la vogue, il s'en fit une ressource pour lui et sa famille, et en l'an 8 de la République, il imprima une brochure, dans laquelle il annonçait la vente de ce remède. Sa réputation prenait de l'accroissement, et la jalousie, qui ne sommeille pas toujours, essaya d'y apporter obstacle. L'article 36 de la loi du 21 germinal an 11, vint infliger une amende à celui qui *annoncerait*, *par imprimés, la vente d'un remède secret*. Mon cher oncle, aussi bien que son neveu, ennemi des tracasseries, fit des démarches pour arriver à autorisation, communiquant confidentiellement sa recette à des personnes en position; mais ce fut temps perdu; mon oncle est mort sans avoir pu réussir.

Devenu possesseur de la recette, j'ai, à mon tour, fait des démarches. Les premières furent près d'un compatriote, M. VAUQUELAIN, alors conservateur au Jardin-des-Plantes et membre de l'Institut; je lui communiquai la recette, qu'il trouva *complexe*, mais qu'il était loin de blâmer; il m'engagea de voir M. CHAPTAL, ancien ministre de l'intérieur, docteur-médecin, savant chimiste, connu de toute l'Europe; je lui communiquai également la recette, qu'il trouva *bonne en elle-même et capable de rendre service dans bien des cas.* Il me donna une lettre ainsi conçue, pour M. Leroux, alors doyen de la faculté de médecine :

« Confrère et ami, je vous adresse quelqu'un qui
« possède un remède qui a déjà de la *célébrité*; indiquez-
« lui la marche à tenir pour le faire autoriser; lui être
« utile, c'est m'obliger. Signé Chaptal.

« Paris, 2 avril 1817. »

La recette fut aussi communiquée au doyen de la Faculté, mais inutilement. Plus tard, je m'adressai à M. Pariset, secrétaire perpétuel de l'Académie royale de médecine. Après plusieurs visites et lui ayant aussi communiqué la recette et procuré plusieurs fioles du remède, j'espérais beaucoup de son entremise pour l'admission de ma composition, qu'il ne trouvait pas *mauvaise;* mais un discours qu'il prononça le 28 mars 1826, devant l'Académie, dans lequel il parla beaucoup des *remèdes secrets*, contre lesquels il fulminait, me donna la mesure de ce que je devais attendre de son côté. Il fallut encore abandonner cette voie. Enfin, après avoir fait beaucoup d'autres démarches auprès de personnes influentes, membres de l'Académie royale de médecine, et toujours sans résultat satisfaisant, je remis, le 29 juin 1829, ma recette à M. le ministre de l'intérieur, qui, suivant le vœu de la loi, la renvoya à l'Académie; une commission fut nommée, dont le rapport, tout en reconnaissant *tacitement* la bonne composition, n'en concluait cependant pas l'admission, ni le bénéfice que la loi accorde à ces sortes de découvertes; et le 27 septembre 1831, sur la demande que j'en avais formée, M. le ministre de l'intérieur, sous la signature de M. Edmond Blanc, alors secrétaire-général, me renvoya ma communication sans aucun commentaire. J'ai donc, humainement parlant, fait tout ce qu'il est possible pour remplir le vœu de la loi et en conquérir le bénéfice ; mais, malgré tous ces efforts, la préparation est toujours traitée comme remède *secret* par les personnes qui ne veülent reconnaître que ce qui est inscrit au Codex. Cependant le savant Chaptal l'a dit: on peut malheureusement reprocher aux médecins d'avoir toujours été extrêmes et de proscrire des choses qui auraient pu enrichir leur art. L'art serait encore loin de son apogée, si l'on en croit certains auteurs, qui prétendent que la médecine n'a fait aucuns progrès depuis Dioscoride ; et les observations du célèbre Alibert, qui, en 1814, disait que dans cette science, peuplée d'erreurs, tout était défectueux, la langue et la pensée ; que tout était à refondre, les principes et la matière.

D'après le *Journal de Médecine* du 19 janvier 1826, on reconnaît que la médecine est dans un état complet d'anarchie ; qu'au sein même de l'Académie, les doctrines sont flottantes ; qu'il y existe des coteries dont l'atmosphère est toujours mortelle pour la justice et la vérité.

Mais n'entreprenons pas la critique de la médecine ni des médecins, il y aurait des volumes à remplir : la digression est déjà longue. Il faut dire pourquoi le nom d'Elixir s'est trouvé changé en Liqueur de Benjoin. C'est que, devenu possesseur de cette recette, assez complexe, je me hâtai d'en faire l'analyse, d'après les connaissances que je possédais et les meilleurs auteurs, pour me fixer sur la vertu et les propriétés de chaque ingrédient; celles qui m'étaient indiquées sur le Benjoin me parurent si précieuses, que je pris la résolution de nommer cette composition Liqueur de Benjoin *composée*, et d'indiquer dans quels cas surtout on pouvait l'employer avec succès, d'après déjà une longue expérience. La recette depuis longtemps signalée par d'heureux succès me sembla susceptible de quelque modification que j'ai cru devoir y apporter, et l'expérience m'a prouvé de plus en plus l'utilité de mon opération.

Dans les commencemens, je fis comme avait fait mon oncle; je donnai le remède; mais bientôt il me fallut abandonner ce système; je n'étais pas millionaire; il n'y avait pas moyen d'y tenir; je n'avais pas non plus la prétention de m'en faire une ressource; j'étais alors à la tête d'un commerce en bon train, puisque, je puis le dire, sans crainte d'être démenti, j'étais sur la première ligne des marchands de vins en la ville de Caen. Beaucoup de mes voisins avaient usé du remède avec succès; plusieurs me firent leurs observations et me disaient que je ne devais pas priver la société d'une chose qui était reconnue pour lui être véritablement avantageuse; je pris donc le parti de réduire de beaucoup le prix de chaque dose et d'en annoncer la vente; en même-temps, je recueillis un certain nombre de certificats, que je possède toujours, constatant les bons effets de cette Liqueur dans beaucoup de circonstances, au nombre desquels certificats se trouvent ceux de quatre curés de la ville de Caen, chanoines honoraires du chapitre de Bayeux, qui avaient été témoins du succès du remède, dans des cas désespérés, et celui de M. Frilay, pharmacien, qui déclare s'être guéri, par le même moyen, d'une maladie grave et chronique, quand il se trouvait abandonné de son médecin et ne sachant que faire lui-même.

Les heureux effets que j'en avais remarqués sur moi-même et ma famille, et sur un si grand nombre d'autres personnes, me porta à publier de pareils résultats, qui me paraissaient dignes de l'attention des savans; une brochure, indiquant un certain nombre de cures, parmi lesquelles plusieurs étaient faites sur des personnes désespérées de leur médecin, qui, ayant fait usage de cette liqueur, après les derniers secours de la religion, étaient revenues à la santé (dont plusieurs, et en certain nombre, sont encore pleines de vie). Cette publication mit la jalousie en ÉMOI; elle souffrait tout bas, mais une circonstance vint à son aide. Une voisine, madame Houssaye, avait une jeune fille de 5 ans, très-malade, et tellement, que dans une réunion de trois docteurs, il fut déclaré que la malade ne pouvait pas survivre de quarante-huit heures. Dans cette position, madame Houssaye, stimulée par sa voisine, madame Le Tellier, prit la résolution d'administrer à sa jeune malade une dose de Benjoin, chose assez embarrassante, vu la difficulté dans la déglutition; la maladie était, je pense, le *muguet gangréneux*. Après trois doses, les médecins reconnaissaient la malade *sauvée*. Effectivement, elle ne tarda pas à se rétablir (17 ans après, elle est morte en couche). Voulant de plus en plus attirer l'attention de l'autorité sur la valeur de ma recette, j'écrivis au rédacteur du journal le *Pilote du Calvados*, une lettre, sous la date du 8 février 1824, dans laquelle je faisais connaître la cure qui s'opérait sur cette jeune malade. La jalousie donc saisit cette occasion, qu'elle trouva belle, et souffla à la Faculté de médecine une dénonciation qui fut portée au parquet du procureur du roi. La Faculté, sans s'enquérir si la chose était bonne en soi, demanda, par l'organe de son secrétaire, au procureur du roi, d'arrêter la marche EFFRONTÉE DU CHARLATANISME. Je fus cité en police correctionnelle et condamné à 25 fr. d'amende. —1re TRIBULATION.

Cette circonstance ne fit qu'augmenter la confiance; les demandes furent plus fréquentes; je continuai à en donner aux uns et à en vendre aux autres. Dans la même année 1824, une maladie grave se déclara dans l'Hôtel-Dieu de la ville de Caen; les symptômes étaient des coliques affreuses, des crampes, des vomissemens, la diarrhée ou des constipations opiniâtres, des paralysies, des convulsions et la mort. Douze ou quinze personnes étaient mortes dans ces cruelles souffrances, sans qu'aucun secours leur eût été procuré, malgré des purgatifs violens qui avaient été ordonnés. Au nombre des morts étaient trois infirmiers. Au 11 septembre 1824, il restait dix malades, auxquels les médecins avaient déclaré ne savoir quoi prescrire, et qui n'étaient plus consultés depuis au moins huit jours; ces malades étaient encore trois infirmiers: DESHAYES, Pierre NAPOLÉON et VALENTIN, et sept religieuses. L'une d'elles, madame Sainte-Cécile, était sans espoir; les derniers secours de la religion venaient de lui être administrés par M. de Boisjugan, curé de Saint-Etienne et supérieur de la communauté, qui, ayant beaucoup de confiance dans la LIQUEUR DE BENJOIN, conseilla d'en faire prendre à la malade, chez laquelle rien ne pouvait plus passer. A quatre heures et demie, on lui fit prendre très-facilement une dose; les douleurs s'apaisèrent, le calme s'établit; la malade reposa une heure et demie; à neuf heures, elle disait ne plus souffrir. Le lendemain matin, les dix malades prenaient une dose, qui fut répétée trois à quatre jours de suite, et le cinquième, on publiait leur guérison, ce qu'apprenant, les médecins entrèrent dans une grande colère. Ils provoquèrent la réunion des membres de la commission des Hospices, firent une enquête près des ci-devant malades, dressèrent procès-verbal, le signèrent *ne varietur* et le remirent à M. le baron de Préfeln, alors procureur-général; la pièce fut renvoyée à M. Lantaigne, procureur du roi, qui se rendit de sa personne à l'Hôtel-Dieu, y recueillit les renseignemens consignés dans ma brochure; mais ce magistrat ne trouva pas à-propos de diriger des poursuites pour ce fait; j'en fus quitte pour quelques contrariétés. Ces dames, madame Sainte-Cécile surtout, étaient dans la transe, à cause des menaces qui leur étaient faites, surtout pour s'être permis, non seulement de se guérir elles-mêmes, mais d'avoir procuré du remède aux trois infirmiers, ce qui était, non contraire à l'humanité, mais bien à la règle des maisons hospitalières. Ces faits se sont passés à la connaissance de M. le comte Louis D'OSSEVILLE, alors maire de la ville de Caen et encore aujourd'hui membre de la commission des hospices.—2e TRIBULATION.

Ici, je ferai une observation, que je crois nécessaire : c'était le 5 février que les trois médecins réunis condamnaient mademoiselle Houssaie; c'était le 8 que je donnais à l'autorité et au public connaissance du fait. C'était le 11 septembre que la religieuse, madame Ste-

Cécile était condamnée par ses alentours, abandonnée qu'elle était par les médecins, et le 14, j'écrivais à M. le comte de Montlivaut, alors préfet du Calvados, pour attirer son attention sur ce qui se passait à l'Hôtel-Dieu, afin que, par la suite, il ne fût point trompé par des rapports éloignés. Il n'est pas possible de mettre plus d'empressement à appeler l'attention de l'autorité sur l'objet que je défendais, dès-lors, avec tant de persévérance : ma lettre au journal se peut lire dans la feuille du jour, 8 février 1824. J'ai par devers moi copie de ma lettre à M. le préfet.

Je le disais plus haut, ma première tribulation donna de la réputation à la Liqueur de Benjoin. Ce qui se passa à l'Hôtel-Dieu de la ville de Caen, eut aussi son retentissement ; plusieurs religieuses en demandèrent provision : madame Joubert, à Angoulême ; madame St-Hilaire, à l'hôpital St-Antoine de Paris ; Mad[e] St-Esprit, à St-Louis, madame Duclos, au Mans. Cette dernière était une providence pour les malheureux de cette capitale du Maine ; tous les momens de sa vie étaient consacrés au soulagement des malheureux : aidée de personnes riches et bienfaisantes, elle avait sa cuisine réglée pour ses pauvres où chacun allait chercher sa portion ; elle payait pour eux des médicamens ; madame Duclos étant très-âgée, s'attacha madame veuve Paulmier qui, ayant connu les bons effets de la Liqueur de Benjoin, proposa à madame Duclos d'en faire venir pour leurs malades, et, en deux années, j'en expédiai à madame Paulmier environ 550 bouteilles au moyen desquelles ces bienfaisantes personnes rendaient de grands services et guérissaient souvent des maladies considérées comme incurables; mais les pauvres ne restèrent pas les seuls à faire usage de ce remède. De riches malades guéris, ayant fait du bruit, la jalousie fut éveillée et là aussi elle formula une dénonciation contre madame Paulmier; elle fut appelée en police correctionnelle et condamnée pour contravention aux lois sur la médecine. Ce fait se passait en 1835; depuis lors madame Paulmier n'a plus osé recommencer Je compterai ceci pour une troisième Tribulation.

En 1832, lors de l'invasion du choléra dans notre pays, la commune de Ouistreham, à l'embouchure de l'Orne, et à trois lieues de la ville de Caen, fut envahie par le fléau. Je fis la démarche d'aller dans cette malheureuse localité offrir au médecin du lieu l'emploi de la Liqueur de Benjoin, qui, je le pensais dès-lors, pouvait rendre de grands services, d'après les succès constamment obtenus par ce moyen dans toutes sortes de coliques et surtout dans la colique saturnine, dont les symptômes ont le plus d'analogie avec l'affection cholérique. Le jour même, on mettait six personnes en terre; la désolation était au comble. La faculté du lieu ne voulut pas entendre parler du moyen proposé. J'étais allé avec l'espoir, je suis revenu avec le regret. Cela n'empêcha pas quelques personnes en d'autres endroits et dans le même temps de se guérir par ce moyen, sans le secours d'aucun médecin, ainsi que je l'ai publié en 1837 dans une brochure intitulée : LIQUEUR de BENJOIN *composée; remède contre les coliques; moyen préservatif ou curatif du choléra.*

J'étais loin alors de m'attendre à revoir si tôt ce voyageur redoutable reparaître sur notre horizon ; mais, en 1849, la France fut de nouveau attristée par ce terrible fléau ; la capitale ne fut pas épargnée, ses environs subirent, comme par tout, les ravages de l'épidémie. La nullité des moyens proposés et mis en œuvre, le ridicule même de quelques-uns n'empêchaient pas la mort de décimer les habitans ; on ne manquait pas de médecins, mais cette fâcheuse occurrence semblait venir prouver, une fois de plus, je ne dirai pas leur ignorance, mais au moins leur impuissance. Les ravages du fléau se sont surtout fait sentir dans la ville de St-Denis (Seine), dans la vallée de Montmorency, Enghien-les-Bains et autres communes de l'arrondissement de Pontoise, département de Seine-et-Oise. Dans cette contrée, la Liqueur de Benjoin était en bonne réputation longtemps avant l'apparition du redoutable fléau, et l'un de ceux qui, par un long usage, avait reconnu les bonnes qualités de ce précieux remède, m'écrivait sous la date du 14 mai 1849, pour me demander une provision de la Liqueur de Benjoin, et ajoutait : ne mettez pas de retard, car *nous sommes pris par le choléra.* Cet homme est M. Cabieu, marchand de vin, à Enghien-les-Bains, membre du conseil municipal de la commune de Soisy-Enghien, homme désintéressé, duquel la maison a été constamment assiégée par les personnes qui venaient implorer des secours qu'il a prodigués dans la mesure de ses forces, jusqu'à ce que, lui-même, resté au lit par une attaque de goutte, il ne pouvait se rendre aux lieux où il était prié et SUPPLIÉ d'aller donner des secours : prières inutiles, il ne pouvait sortir du lit. M. DAVILLIERS, maire de Soisy et membre du conseil général du département de Seine et Oise, lui a envoyé son cocher et sa voiture pour le transporter chez des personnes qui, dans leur désespoir, lui offraient des sommes *fabuleuses*, qu'il a constamment refusées. Je n'essayerai pas de prouver le mérite de cet homme généreux en cette occasion; qu'il me suffise de dire que douze à quatorze maires lui ont écrit pour le SUPPLIER de venir au secours de leurs communes dans le cas d'invasion du choléra. De tels faits ne pouvaient laisser dormir la jalousie : ce mauvais génie ne se repose point, en pareil cas. Pour distribuer le remède, M. Cabieu n'avait point de diplôme : on formula une dénonciation qui fut portée au magistrat compétent; M. Cabieu, en homme paisible et bienfaisant, en fut consterné; il me donna connaissance du fait par sa lettre du 10 septembre 1849. — 4e TRIBULATION.

Par des considérations de bonne administration et d'humanité, sans doute, l'autorité n'a pas cru devoir donner suite à cette dénonciation : il en a été comme de celle qui fut portée contre moi en 1824 pour la cure opérée à l'Hôtel-Dieu de Caen. La renommée de M. Cabieu porta un médecin de Montmorency, M. Ernest Maugeis, à lui demander (faisant, comme il le dit, abnégation de l'orgueil médical) à lui demander, dis-je, quel moyen il employait pour sauver les CHOLÉRIQUES, et M. Cabieu lui dit que c'était au moyen d'une liqueur, nommée Liqueur de Benjoin, qu'il recevait de chez M. Blin, rue Notre-Dame, 117, à Caen (*stupete gentes*). M. Maugeis ayant mon adresse, m'écrivit pour me demander de ce médicament, me fit écrire par M. Grimault, pharmacien à Montmorency, auquel j'en ai fait plusieurs envois, et depuis lors, soit avec M. Cabieu, soit seul, M. Maugeis a sauvé tous les cholériques qu'il a soignés avec la Liqueur de Benjoin, sauf quatre, près desquels il est arrivé trop tard comme il l'a dit dans son rapport (*contrà vim mortis non est medicamentum*). Un mémoire qu'il a adressé à M. le préfet de Seine-et-Oise, a fait connaître à ce haut fonctionnaire tous les détails de son administration de la Liqueur de Benjoin et des bons résultats qu'il en a obtenus. M. Huchot, commissaire de police à Montmorency et Enghien, a aussi adressé un rapport à M. le préfet sur le même sujet; et par sa lettre du 5 mars 1850, M. le Préfet me donne avis qu'il a transmis à M. le ministre de l'agriculture et du commerce, le 19 février précédent, son rapport sur l'emploi de la LIQUEUR DE BENJOIN contre l'épidémie cholérique dans son département. (Voir ci-après l'Appendice officiel, page 31.)

A St-Denis, les propagateurs de la Liqueur de Benjoin, convaincus depuis longtemps de l'efficacité de ce composé, n'ont pas balancé à l'administrer dans les circonstances malheureuses où se trouvait la population; je peux citer M. Huc, employé à l'usine du gaz, père d'une nombreuse famille (18 enfans), homme de cœur, d'un zèle infatigable, d'une générosité au-dessus de tout éloge, qui, de jour et de nuit, au chevet des malades, leur faisant avaler la Liqueur de Benjoin, les rappelant à la santé comme par miracle, pouvait résumer ainsi ses bulletins en réponse à ceux qui l'interrogeaient : *veni, vidi, vici*, je suis venu, j'ai vu, j'ai vaincu. Et, comme d'ESCULAPE, *on comprenait ce qu'il disait, et pour comble de ridicule, presque toujours il guérissait.* Mais de pareils services ne devaient pas encore être exempts de récrimination; les honneurs municipaux étant dévolus à des membres de la faculté de médecine, toujours disposés à faire respecter les lois, surtout en semblable occurrence, ces messieurs ayant eu connaissance de ces faits, en ont déféré l'auteur à la justice : « On entend « M. le docteur ......, maire et médecin de St-Denis, « qui vient témoigner de l'exactitude des faits incri- « minés : il cite *trois* ou *quatre* individus morts entre « les mains de Huc. » Il est de notoriété publique que Huc en a soigné plus de 100; il accuse lui-même en avoir guéri 160. « Le tribunal correctionnel de « Paris a mis fin à ce colloque, en prononçant un « jugement dans lequel, tout en rendant hommage à « l'humanité de Huc, il l'a condamné, comme coupable « d'une contravention à la médecine, à 1 fr. d'amende. » Ne pouvait-il point dire que le plus *ingrat des métiers est celui de faire du bien?* (24 novembre 1849.) *Voir le journal* LE DROIT *du* 25. —5e TRIBULATION.

Un deuxième propagateur, à St-Dénis, est M. Merigon, père de famille, homme recommandable, à la tête d'un commerce de boulangerie, le plus considérable de la ville, grand partisan de la Liqueur de Benjoin, pour les constans succès qu'elle lui a procurés depuis longues années, pour lui-même, sa famille et un grand nombre d'amis. Il n'a pas hésité à en faire l'application contre l'affection du choléra, duquel il a guéri son épouse, son fils et un ouvrier, plus une voisine, après les derniers secours de la religion. Il en a donné à plus de quatre-vingts personnes, dont la majeure partie sont venues lui faire leurs remerciemens; car, disaient-elles, *ce que nous éprouvions a été réduit à une simple indisposition*, quand nous redoutions plus de gravité. Au résumé, on peut estimer de trois à quatre cents personnes guéries du choléra dans la ville de St-Denis et les communes environnantes, et qui sont en partie dénommées dans le mémoire de M. Maugeis, médecin, qui déclare en avoir guéri quatre-vingt et quelques et en avoir perdu *quatre*. M. Cabieu déclare en avoir guéri une cinquantaine et n'en avoir perdu aucune de celles auxquelles il a donné ses soins.

Je n'avais pas besoin de ces nouveaux et nombreux succès pour me convaincre : la preuve en existe dans ma brochure imprimée en 1837 ; mais les correspondances que je recevais m'autorisaient et m'excitaient à rédoubler d'efforts pour être utile à mes semblables, et c'était, mû par ce sentiment, que, voyant notre contrée envahie de nouveau par le fléau, je fis de nouvelles propositions du précieux antidote que, moi seul, possède.

Ayant appris que la commune de Ouistreham était de nouveau envahie par l'épidémie, je me hâtai d'y renouveler mes offres de service, à *titre gratuit*, et le 23 août 1849, étant allé sur les lieux, je voulais m'adresser aux autorités, mais M. le curé était malade, et M. le maire, qui est médecin, imitant beaucoup de ses administrés, était absent. Les trois quarts de la population avaient abandonné le foyer domestique pour se répandre dans les communes voisines où ils portaient la terreur. La Faculté du lieu, représentée par M. Feron, pharmacien, ayant connaissance de ma démarche et de mes offres, formula une dénonciation. Je fus appelé en police correctionnelle, et, le 22 octobre 1849, condamné à 50 fr. d'amende et 3 jours de prison, comme étant en récidive, attendu que, malgré le dépôt de ma recette, que j'ai fait au ministère de l'intérieur dès 1829, cette recette est considérée comme secrète tant qu'elle n'est pas inscrite au Codex. (On se rappelle ma première condamnation en 1824.) — 6e Tribulation.

J'ai payé l'amende et demandé la remise de la peine corporelle. M. le Président de la République, par acte de clémence suprême, en date du 1er novembre 1850, a eu la bonté de m'en dispenser.

Galillée en se relevant et frappant la terre de son pied, disait : *cependant elle remue*. Moi, après mes tribulations, je peux dire : *Elle guérit*. Et, s'il est certain, en général, que les vérités utiles ne s'établissent enfin qu'après avoir abreuvé leurs auteurs de dégoût et d'amertumes, je ne dois pas abandonner la cause que je défends. Je dirai d'ailleurs que je trouve une heureuse compensation dans les honorables attestations que j'ai reçues de tous les côtés et de toutes les classes de la société.

Beaucoup de personnes disent : comment ? vous indiquez votre remède qui est un purgatif contre le choléra, maladie dans laquelle on éprouve non-seulement des vomissemens, mais une diarrhée considérable ; maladie que certains médecins nomment gastrite, d'autres gastro-entérite des plus intenses ; et ceux qui vous disent que ce serait jeter de l'huile sur le feu pour l'éteindre, n'auraient-t-ils point plus de raison que vous ? Je n'aurais, à ces observations, qu'une réponse à faire : c'est d'en appeler à l'expérience, rien ne parle et ne peut parler mieux que les faits. Je ne peux donc mieux faire que d'y renvoyer le lecteur. Je cède cependant au désir d'entrer dans quelques détails, que je réduirai aux termes les plus simples, n'ayant pas la prétention d'être doué de la science. Il est reconnu, par les plus célèbres médecins, que la bile joue, dans le choléra, le principal rôle. Le produit des vomissemens et des déjections alvines, est bien de nature à faire admettre cette assertion. Les attaques de cette maladie sont quelquefois si brusques, que, pour peu qu'il faille attendre le remède, la maladie devient incurable. On parle de la décomposition du sang chez beaucoup de sujets; ce serait ici le lieu de rapporter les détails que j'ai donnés dans ma brochure de 1837, sur les propriétés de la résine, dite BENJOIN; mais, comme je désire être aussi laconique que possible, je n'en dirai que ce qui est indispensable pour le sujet :

« Donné à l'intérieur, le Benjoin exerce une influence « évidente, sur l'économie animale; il paraît titiller dou« cement les fibres qui constituent les organes, et augmen« ter les mouvemens; *il agit d'abord sur l'*ESTOMAC et « favorise l'action digestive; il rend aussi la *circulation* « *plus* ACTIVE, les SÉCRÉTIONS et les EXHALATIONS plus abon« dantes. » (Dictionnaire des sciences médicales, 1772.)

« Le Benjoin tient le premier rang parmi les baumes « naturels, dont l'efficacité dans les embaumemens, pour « empêcher la putréfaction après la mort, a naturelle-

« ment conduit à leur attribuer des propriétés ana-
« logues, pour repousser, pendant la vie, toutes les causes
« qui tendent à amener la décomposition des organes. »

Ainsi, le Benjoin, stimulant et diaphorétique, agit d'abord sur l'estomac; il rend la circulation plus active; il empêche la putréfaction et la décomposition des organes; il peut empêcher la décomposition du sang, dans cette affection qui est COLLIQUATIVE chez quelques-uns. Voilà dès propriétés bien essentielles du Benjoin dans le choléra; mais ces propriétés seules ne pourraient pas sauver les malades; car, n'étant nullement purgatif, il ne pourrait préserver les cholériques de la mort, étouffés par là bile; il faut absolument un remède évacuant. Çà donc été une heureuse idée d'avoir associé à ce précieux baume des purgatifs raisonnés, de manière que l'ensemble de la Liqueur de BENJOIN, composée de substances *plus ou moins disparates* (a dit la Faculté), forme une sorte d'ÉMÉTO-CATHARTIQUE, qui fait vomir quelquefois et débarrasse ensuite les entrailles de ces matières morbifiques qui les assiègent avec tant de périls.

« On voit dans les cadavres toutes les marques du
« régorgement de la bile, qui est tantôt d'un jaune foncé,
« verdâtre, noire, gluante et dans un état de putridité
« acide. » (Lieutaud, 1787, chap. choléra-morbus.)

En 1837, le doct. V. B. disait : « Nous avons toujours
« trouvé de grands ravages dans les gros intestins, par-
« ticulièrement dans le trajet du Colon; sa membrane
« muqueuse était presque toujours couverte par des ulcé-
« rations et des plaques gangrénées. Lorsqu'on y prati-

« quait une incision, il s'en écoulait un liquide sanieux, « trouble, d'un gris verdâtre et d'une fétidité vraiment in- « supportable. On trouve dans le tube digestif des liquides « qui ressemblent parfaitement à ceux qui sont rendus par « les vomissemens et les selles. »

C'est donc une chose prouvée à demeure, que le besoin d'*évacuer* les cholériques et le cas d'appliquer le précepte: *sublata causa tollitur effectus*. Supprimez la cause, vous ferez cesser l'effet.

Mais, disent quelques personnes, ayant quelquefois même le titre de savant, s'il ne s'agit que de purger pour guérir, nous n'aurons pas plus besoin de votre recette que de toute autre. Les recettes purgatives sont en très-grand nombre, et un purgatif est toujours un purgatif. Je dirai qu'un pareil raisonnement est une preuve d'ignorance sur cette matière : une recette purgative peut être plus ou moins bonne, plus ou moins nuisible. Maintes et maintes occasions auraient pu me fournir le sujet de citations. Je n'en ferai qu'une seule : à l'Hôtel-Dieu, de Caen, dans le traitement que les médecins avaient prescrit, on avait employé des purgatifs même très-actifs. Il suffira de citer le *remède de la charité* contre les coliques saturnines, de plomb ou des peintres ; on a vu quel en était le résultat (la mort n'emportait pas moins ceux qui y étaient soumis). Dans les gastrites, les médecins défendent ordinairement les purgatifs. Ont-ils tort? ont-ils raison? Je ne prends pas la tâche ici de résoudre la question ; ce que je peux assurer, c'est que la liqueur de Benjoin guérit les affections gastrites les plus rebelles. J'aurais pour ce chapitre aussi grand nombre de citations ; je n'en rapporterai encore qu'une seule ; elle concerne une personne dont le nom, en frappant la pensée du lecteur, ne manquera pas de lui faire éprouver un sentiment pénible. Le général de BRÉA, bien digne d'une plus belle mort que celle qu'il a trouvée sous les coups de ses assassins, m'écrivait, sous la date du **16** septembre **1842** :

« Bagnols-Orne.

« M. le commandant Michel, maire de Giberville, près « Caen, m'a beaucoup entretenu de l'efficacité, dans plu- « sieurs maux, d'une Liqueur de Benjoin qui se trouve « chez vous. S'il n'en existe pas de dépôt à Nantes, où « j'habite, je vous prie de m'envoyer une demi-douzaine « de ces bouteilles, avec l'instruction à l'appui, et je vous « en ferai tenir immédiatement le montant. Depuis plus « de dix ans, je suis forcé de m'abstenir de manger du « pain, et M. Michel pense que cette Liqueur pourrait ré- « tablir mon estomac. Agréez l'assurance de ma considé- « ration. Signé le colonel DE BRÉA. »

C'est un sieur Olier-Becheux, de Nantes, qui m'a remis, de la part de M. de Bréa, le montant de mon envoi, en me disant que le colonel se portait bien. On comprendra que si M. de Bréa, devenu général, était resté dans un état valétudinaire, la France n'aurait pas à déplorer la perte de ce brave, mort si malheureusement pour la défense de l'ordre.

Dans les fièvres *typhodes* ou *typhoïdes*, les médecins généralement ne veulent pas purger ; eh bien, au moyen de la Liqueur de BENJOIN, on sauve tous les malades soumis à son usage. Parmi une masse considérable d'occasions, je ferai une seule citation ; elle sera péremptoire. En 1825, l'été fut très-chaud et l'automne se ressentit des effets de cette température ; beaucoup de fièvres, que depuis quelque temps, on nomme tiphoïdes , éclatèrent sur plusieurs points et causèrent beaucoup de mortalités. A Saint-Laurent-de-Condel (Calvados), cette maladie se montra avec une grande intensité ; M. Heurtin, médecin du lieu, perdit son épouse, son gendre et un domestique ; chez M. Hebert, le père, la mère, le fils et la bru, furent attaqués : les trois premiers moururent en huit jours ; la bru seule prit du Benjoin, et depuis cette époque elle se porte très-bien ; chez Joseph Radiguet, trois enfans sont pris, l'un meurt en peu de temps ; pour les deux autres, le médecin en désespère ; on leur donne du Benjoin, et, à sa première visite, il les déclare *sauvés* : deux ou trois doses les ont remis en santé. Mademoiselle Verel, la fille Brehie, Paul, commissionnaire, tous les trois ont reçu les derniers secours de la religion et sont considérés comme étant *in articulo mortis* ; on leur donne du Benjoin et ils se rétablissent. Chez le sieur Patry, un enfant de 7 ans ; chez Bisson, un enfant de 2 ans ; chez Leboulanger, un enfant de 20 mois, tous très-mal ; on leur donne du Benjoin et ils sont maintenant des hommes. Madame Croix, étant prise des premiers symptômes, avale deux doses de Benjoin, en deux jours, et arrête la maladie. Voilà donc pour les fièvres typhoïdes.

On sait que le *choléra*, lorsque les symptômes sont graves, est, on peu dire, toujours accompagné de typhus ; il n'est pas possible d'indiquer, comme on le voit, un remède plus efficace contre toute affection typhoïde et pestilentielle. Aux propriétés décrites du Benjoin, il faut ajouter que cette substance, qui ne se trouve qu'en Asie, est employée par les Indiens pour parfumer leurs maisons et prévenir les pernicieux effets de l'air impur ou des exhalaisons malfaisantes. A SUMATRA, *particulièrement, les habitans parfument l'air et en font une huile avec laquelle les femmes se parfument les cheveux* (Histoire de Sumatra, par M. Willams Marsden, de la société royale de Londres, 1788.)

Ainsi, le Benjoin agirait sur les cholériques comme agent désinfecteur, et les purgatifs qui lui sont associés, comme désobstruans.

On sait que par des moyens bien connus, on désinfecte les matières les plus repoussantes, mais cela ne suffit pas; si l'on veut continuer à se servir du lieu, il faut le nétoyer. Hé bien, la composition, telle qu'elle est pour la Liqueur de Benjoin, remplit parfaitement cette double exigence. Sitôt la dose injectée dans l'estomac, les nombreux vaisseaux dont cet organe est parsemé, portent dans le torrent de la circulation les heureuses et bienfaisantes émanations BENZOÏQUES, qui font l'effet du désinfecteur; vient ensuite le secours de la substance purgative qui désobstrue, nétoie les organes et ramène la santé. C'est là le lieu de rapporter comment et en quelle occasion M. Maugeis, médecin, a été converti et est devenu partisan de la Liqueur de Benjoin, dans le traitement du choléra.

Appelé près d'une jeune femme, qui avait soigné sa belle-mère, morte du choléra, et qui était prise elle-même de la maladie, il prescrivit les mêmes moyens et le traitement habituel des autres médecins. La malade empira et devint mieux ; dans une visite subséquente, il la trouva venant de *prendre un bouillon et suçant une cotelette, avec un verre d'eau rougie, tandis que la garde lui donnait la preuve des évacuations copieuses qui avaient eu lieu ; il était enchanté et tout prêt à chanter victoire, lorsque le mari, allant à la cave, apporta tous les médicamens ordonnés et qu'il avait fait confectionner, mais qui n'avaient pas été pris* (Que d'anecdotes semblables il y aurait à rapporter !) On lui avoua alors que c'était *M. Cabieu qui était venu la voir en secret et lui avait administré une certaine liqueur aromatique* (la Liqueur de Benjoin), et ce fut alors que M. Maugeis fit près de M. Cabieu la démarche dont nous avons parlé ci-devant.

Ce qui est flatteur, malgré les tribulations éprouvées au sujet de ce remède, c'est qu'en 1827, j'ai publié un livre de 530 pages in-8°, dans lequel j'ai indiqué les noms et domiciles de cinq à six cents personnes de toutes les classes de la société, guéries ou notablement soulagées de maladies presque toujours chroniques, abandonnées, ou les malades ennuyés par la médecine ordinaire. C'est que j'ai par devers moi la correspondance de trente-cinq à quarante médecins et pharmaciens des divers départemens. C'est que j'ai en ma possession environ 5 kilogrammes pesant d'une correspondance toute honorable, et que, dans tant d'occasions, pas une seule n'a été le sujet d'une plainte contre les effets du médicament.

Le choléra est de source asiatique; le Benjoin se récolte

seulement dans cette partie du monde, où des forêts sont remplies de l'arbre nommé Aliboufier-Benjoin, le seul qui produit cette précieuse résine, que les voyageurs signalent comme étant la plus précieuse marchandise de l'Orient, et ces circonstances viendraient encore vérifier l'axiôme : que la Providence a toujours placé le *bien à côté du mal*. Je ferai ici une observation pour répondre à quelques personnes qui me disent : donnez votre recette au public ; publiez-là par la voie des journaux, vous ferez preuve de philanthropie. Je répondrai que cette publication ne serait pas pour le public un service aussi positif qu'on se l'imagine. A la vérité, cette composition rendue publique, chaque pharmacien pourrait s'en pourvoir, la fabriquer ; mais chaque famille en particulier ne pourrait la confectionner elle-même. J'ai dit que cette Liqueur se compose de 34 ingrediens, et j'ajouterai ici que dans cette préparation, ces nombreuses substances réunies, le liquide s'élève à peine au-dessus des substances *solides végétales ;* l'on comprendra que cette réunion doit se faire dans un vase d'une assez grande capacité, pour que, réunies, elles puissent se décomposer les unes par les autres et former un tout plus homogêne et mieux combiné, les principes de chaque substance mieux développés que dans une proportion trop minime à l'égard de quelques-unes de ces substances.

Cette liqueur peut se garder 30 ans, dans toutes températures, sans perdre nullement de ses qualités bienfaisantes. Cette préparation, étendue de deux tiers d'eau, arrête la pourriture de coupures, excoriations, toute plaie récente et cicatrise promptement. Les plaies anciennes traitées par le même moyen, se guérissent souvent quand beaucoup d'autres procédés n'ont pas réussi, ainsi que la reconnu M. Willams Marsden dans l'île de Sumatra même.

Dans l'affection cholérique, cette liqueur s'administre dans les proportions indiquées comme dans toute autre maladie et suivant la note ci-dessous :

Pour une grande personne, c'est à dire depuis l'âge de 12 ans, la dose est d'un seizième de litre ou environ 60 grammes. — Le prix est de 1 fr. 50 c.

De 9 à 12 ans, une cuillerée et demie forte, ou 40 grammes.

De 6 à 9 ans, une cuillerée un quart, ou 25 grammes.

De 4 à 6 ans, une cuillerée forte, ou 20 grammes.

De 2 à 4 ans, une cuillerée faible, ou 15 grammes.

De 1 à 2 ans, trois-quarts de cuillerée, ou 12 grammes.

De 6 mois à 1 an, une demi-cuillerée, ou 10 grammes.

On fait les doses fortes ou faibles, suivant le tempérament et les dispositions où l'on se trouve, car, quelquefois, la même dose purgera plus ou moins. On doit tendre à être purgé de quatre à dix fois par chaque dose ; de sorte, qu'après en avoir essayé, si on évacue moins de quatre fois, on peut augmenter la dose suivante; et, si l'on évacuait plus de dix fois, n'en pas être inquiet. Dans le traitement de quelques maladies, surtout les coliques saturnines et le choléra, cette composition fait quelquefois vomir, et cette circonstance ne peut qu'être favorable à ceux qui l'éprouvent, en dégageant les premières voies des matières qui les embarrassent, parce qu'elle dispose favorablement le malade pour la dose suivante, pour laquelle on ne doit pas attendre plus de douze heures dans les cas pressans. On prend pendant l'effet, et pour le solliciter, une infusion de thé léger, un peu sucré. Du reste, les flacons sont toujours accompagnés d'une instruction, que l'on peut appeler *modus faciendi*, et revêtus d'un cachet et d'une étiquette.

Je peux dire ici, avec l'accent d'une vérité la mieux établie, que l'affection cholorique, aussi bien que toutes espèces de coliques, sont des maladies des plus faciles à guérir, au moyen de la Liqueur de Benjoin : deux ou trois doses suffisent souvent, il en faut rarement de cinq à huit. Cette assertion se comprendra facilement de la part de ceux qui ont des oreilles et qui veulent bien entendre. Je ferai une comparaison tout vulgaire, mais que je crois applicable. On reconnaît que dans le choléra, aussi bien que dans les autres coliques, le tube alimentaire est le premier frappé ; on reconnaît qu'il est embourbé de matières malfaisantes, dont le séjour occasionne bientôt la mort. Si on s'empresse de le nettoyer, on arrête les premiers accidens et on en prévient de plus graves. Si le feu est dans une cheminée, il est plus facile de l'éteindre que lorsqu'il est répandu dans les appartemens.

Je me souviens des tribulations passées et redoute celles qui peuvent suivre, dans le soutien de cette cause, toute favorable à l'humanité. Tant d'autres, hélas, ont éprouvé le même sort ! L'ignorance ou l'orgueil froissé de certaines personnes peuvent porter obstacle à l'établissement des découvertes les plus utiles, si une main bienfaisante, armée d'une autorité forte et protectrice, ne vient y mettre ordre. Gallien fut persécuté par ses confrères qui l'accusaient de sortilége, parce qu'il guérissait mieux qu'eux (Gallien purgeait dans presque toute maladie) ; il fut obligé de quitter Rome et se réfugia à Pergame, d'où les empereurs Marc-Aurèle et Lucius Verus, qui gouvernaient alors, le rappelèrent, et il devint leur médecin. Harvey fut disgracié près du roi d'Angleterre, dont il était médecin, pour avoir annoncé et soutenu la découverte de la circulation du sang : le roi, mieux instruit, le fit revenir près de lui. (On reconnaît aujourd'hui la circulation du sang.) N. Paulmier, de Caen, médecin habile et savant chimiste, fut chassé de la Faculté pour avoir employé l'antimoine (L'antimoine est employé aujourd'hui sous toutes les formes.)

Quelques personnes disent : mais, si c'était un membre de l'accadémie qui prescrivît ce remède, la chose irait d'elle-même ; ce serait un titre à la recommandation générale, et la confiance naîtrait chez tout le monde ; à cela je répondrai : qu'il n'est pas besoin d'être médecin pour avoir un bon remède, et que dans tous les cas de maladie, ce n'est pas le médecin qui guérit, mais bien le remède qu'il prescrit à propos ; et Labruyère l'a dit : *un bon médecin est celui qui a des spécifiques, ou, s'il en manque, qui permet à ceux qui les ont de guérir son malade*. Je conçois que le titre de médecin doive inspirer plus de confiance en général; mais il faut reconnaître aussi que le hasard a souvent présidé aux découvertes les plus utiles ; il semble même que pour mieux humilier ceux qui cultivent les sciences, Dieu ait permis que les plus belles découvertes soient faites par le hasard et par ceux qui devaient moins s'y attendre. Il faut encore convenir que c'est la médecine populaire qui a procuré à la science ses plus utiles découvertes. L'immortel Hypocrate, et Méad, après lui, voulaient qu'on demandât des recettes au public. La médecine était dans l'enfance, objecteront quelques docteurs ; mais, leur dirais-je, à mon tour : n'en est-il pas encore ainsi par rapport à la ma ladie qui nous occupe ; nul médecin n'a encore rien indiqué de salutaire, et l'académie de médecine de Paris, qui passe pour être la plus éclairée de toutes, en est encore aux plus sérieuses études sur les moyens propres à combattre le fléau qui désole toutes les parties de la terre, on peut dire d'un pôle à l'autre ; qui, dans ce moment même, afflige encore si cruellement nos compatriotes en Affrique, et qui en Amérique enlevait dans une ville anglaise (Port-Royal, à la Jamaïque) le quart de la population ; il y a environ un mois un tiers dans une autre ville. Je me résume en souhaitant qu'une main forte et généreuse vienne me donner appui. En vain les incrédules verront-ils un blasphême, ces vaines tracasseries ne pourront servir qu'à prouver trois choses : l'innocuité du remède, le bien qu'il a fait et celui qu'il peut faire.

On conçoit que la société doive être sauvegardée contre les pièges du charlatanisme ; mais punir l'élan généreux de citoyens dévoués, et proscrire une chose essentiellement bienfaisante, c'est prouver, une fois de plus et d'une manière affligeante l'imperfection des choses humaines, et surtout celle des lois sur la médecine.

Caen ce 28 février 1851.

BLIN.

Marchand de vins et distilateur, rue Notre-Dame, 117.

APPENDICE OFFICIEL.

Je viens d'exposer tous les actes de ma constante sollicitude pour parvenir à sauver des atteintes et des dangers du choléra-morbus une foule de malades qui y auraient succombé, puisque les méthodes usitées par la Faculté étaient impuissantes, et qu'aujourd'hui même la science n'est encore fixée sur aucune médication positive ; et les difficultés que j'éprouve pour faire admettre, par l'autorité compétente, un remède dont l'efficacité est si lumineusement établie, sont pour moi la septième et la plus sensible TRIBULATION.

Néanmoins, je réclame le bénéfice de la loi, qui a prévu, non-seulement la découverte d'un remède nouveau, mais qui a dû supposer qu'une maladie nouvelle, ou inconnue dans nos climats, pourrait y surgir ou s'y importer, comme la fièvre jaune ou tout autre maladie pestilentielle pourrait s'y introduire (1), à l'instar de la petite-vérole et du

---

« (1) D'après un médecin célèbre (Hilderbrand), le *typhus oriental* est la peste; le *typhus occidental* est la fièvre jaune; le *typhus ordinaire* est la fièvre d'hopital ou des prisons ; les modernes appellent ces fièvres *ataxiques, adynamiques*. En parlant de la peste, ils disent : « La peste consiste essentiellement « dans un état ataxique avec affection simultanée des ganglions ou glandes « lymphatiques. Les symptômes fébriles sont ceux des fièvres ataxiques (ma- « lignes ou putrides) mais plus intenses. » (*)

Hypocrate nommait *typhus* la fièvre maligne ; elle est accompagnée de prostration des forces, de somnolence, de délire, d'exanthêmes, de mouvemens convulsifs, etc. « A ce genre, dit M. Nysten, appartiennent la fièvre des « prisons ou d'hopital et la fièvre jaune d'Amérique. » Quelques médécins la considèrent comme une fièvre bilieuse, très-intense et contagieuse.

MM. Quesnot et Fergant, militaires, congédiés pour fièvre jaune, contractée aux îles, n'ont été guéris à Caen, après leur débarquement, des suites de cette maladie pestilentielle, que par l'usage de la LIQUEUR DE BENJOIN COMPOSÉE.

(*) Ce docteur ne pourrait-il point aujourd'hui, appeler *typhus asiatique* le *choléra-morbus ?*

choléra, et nécessiter l'étude d'antidotes qu'on devrait se hâter d'y approprier, si la science ne pouvait invoquer le dispensaire ou Codex.

Or, la France et l'Europe ont à se défendre de l'invasion du choléra-morbus, maladie d'origine asiatique. Tous les pays connus, où cette maladie a porté sa fureur dévastatrice, se sont trouvés dépourvus de moyens thérapeutiques à lui opposer, ou du moins la Faculté ignore encore les propriétés des substances qu'on pourrait infailliblement employer pour la cure.

De temps immémorial, la variole ou petite-vérole s'est répandue en Europe, quoiqu'elle soit d'origine étrangère. On avait toujours ignoré le véritable remède qui lui est applicable; on ne pouvait user que de palliatifs, quand, il y a peu de temps, un singulier hazard a fait reconnaître la vaccine comme le plus heureux préservatif.

Une recette, due originairement à un médecin allemand, a été éprouvée et a parfaitement réussi sur peut-être plus de mille cholériques, qu'elle a guéris miraculeusement, sans en excepter un seul, si ce n'est quelques individus réduits en quelque sorte à l'état de cadavre, et sur lesquels aucun médicament ne peut plus avoir d'action.

Quelle est la nature du spécifique si triomphalement appliqué à la cure? C'est un condiment recueilli sur le terrain endémique du choléra-morbus; c'est l'essence de Benjoin, réunie à d'autres aromates, soit analogues, soit disparates, mais dont le mélange et la combinaison produisent un remède souverain. Il est démontré, par les auteurs les plus anciens, par les pères de la médecine, que le baume benzoïque renferme toutes les vertus qui semblent propres ou à la désinfection, ou à la répulsion du virus, du venin, de la gangrène, et de tout ce qui peut occasionner la corruption. La réunion, à cette substance, de toutes les autres matières qui sont de nature à développer son énergie et ses effets, forment la composition qu'une longue expérience a prouvé être le médicament souverain à opposer à cette maladie; et quand l'examen en est proposé à la Faculté, on en rejette l'offre, sur simple prévention, et sans vouloir y apporter la moindre attention!

Cependant les faits sont patens, nombreux, unanimes; il n'y a jamais eu insuccès.

L'expérience a été tentée et continuée par l'EMPIRISME, par des hommes qui n'avaient d'autres titres à la confiance des malades que leur dévouement au soulagement de l'humanité, qui étaient même obligés d'agir furtivement et dans l'obscurité, afin d'échapper à la persécution. Les partisans des méthodes contraires, malgré le zèle et l'espionnage de la jalousie, n'ont jamais pu signaler, non seulement un inconvénient, mais même un insuccès dans l'emploi ou le traitement de notre méthode spéciale.

Les méthodes de la médecine légale n'y pouvaient rien ; les malades succombaient au traitement des médecins. Au redoutable fléau, il fallait opposer d'autres moyens.

Un médecin, M. Maugeis, à Montmorency, désespéré de voir les cholériques sans cesse victimes de l'insuffisance du traitement de la science, épie les moyens auxquels il voit que les cholériques doivent leur salut, sous les soins et sous une tutelle profanes ; il convient, lui-même, qu'il a su humilier l'orgueil médical devant les secrets d'un *empirique*. Il avoue que l'heureux M. CABIEU, marchand de vins, simple particulier, membre du conseil municipal de sa commune rurale, est très-renommé, recherché par les maires des autres communes, pour venir traiter leurs cholériques (1); et voyant que tous les soins de

---

(1) *Lettre de M. Parein, maire de St-Gratien, à* M. CABIEU, 6 *juin* 1849.

« Monsieur,

« Dans les circonstances où nous pouvons nous trouver, par suite de l'invasion du choléra asiatique, qui réclame les secours les plus prompts ; et les médecins, malgré leur zèle, ne pouvant se multiplier pour se trouver partout à la fois, je me joins aux pressantes sollicitations des personnes qui craignent de rester sans secours. N'ayant pas de médecin dans la commune, je vous prie de ne pas les abandonner lorsqu'elles réclameront les soins que, pour l'humanité, vous prodiguez gratuitement en l'absence des hommes de l'art. Il est à désirer que tous les amis de l'humanité, qui peuvent avoir des connaissances pratiques pour soigner les personnes frap-

ce bienfaiteur de l'humanité étaient sans cesse couronnés du plus heureux succès, il prend la résolution de marcher sur ses traces. Il s'adresse à lui, modestement, et dès qu'il a pu saisir, au récit très-timide que lui fait l'Esculape improvisé, combien il est facile de vaincre la maladie, ce médecin, légalement revêtu de son diplôme et exerçant depuis long-temps, se rend à l'évidence. Il réclame le spécifique réparateur, en fait demander par M. Grimault, son pharmacien (1) ; il l'administre avec toute la confiance et la prudence que lui conseillent ses connaissances doctorales ; et c'est en le laissant parler, lui-même, que nous espérons opérer la conviction sur les esprits les plus incrédules :

« Montmorency, ce 18 septembre 1849.

« Monsieur,

« Vous devez me croire bien malhonnête ou bien négligent de vous laisser si long-temps sans réponse ; car voilà déjà plusieurs lettres que vous me faites l'honneur de m'écrire et je ne commence à y répondre qu'aujourd'hui. Il n'en est rien cependant, et des occupations *épidémiques* et *professionnelles sans nombre* ont été la seule cause de mon silence. Vous ne me croirez pas, Monsieur, quand je vous dirai que, depuis quatre mois, c'est aujourd'hui le premier jour que j'ai pu attendre *en paix* mon dîner et *manger chaud* à six heures ; je ne vous parle point de mes nuits, dont cinq, sur huit, se passent au lit des malades, et cependant je devrais vous en parler ; car c'est vous qui en êtes la cause involontaire, ou plutôt c'est la Liqueur purgative de Benjoin, dont vous êtes *l'inventeur* et dont je me sers pour *traiter le Choléra* ; laquelle m'a donné, dans le canton de Montmorency, une telle réputation qu'on

---

« pées de l'épidémie, redoublent de zèle ; et que, venant en aide, comme « vous, Monsieur, aux hommes de l'art, ils contribuent ainsi d'une manière « efficace au maintien de la tranquillité publique *(qui était menacée par des symp- « tômes d'émeute.* »)

(1) Monsieur,

« Veuillez m'expédier la même quantité que précédemment (50 doses), de Liqueur de Benjoin purgative ; vous voyez que j'en débite une assez grande quantité ; le travail que nous devons vous envoyer n'est pas encore terminé, vu les occupations de M. Maugeis ; nous avons toujours des Cholériques et nous les sauvons tous au moyen de cette Liqueur. Votre remède est merveilleux.

« 2 septembre 1849.

« *Signé :* Grimault, pharmacien à Montmorency. »

ne m'appelle plus ici que *le petit médecin* (à cause de ma taille moyenne et de ma jeunesse, j'ai 28 ans), qui GUÉRIT LE CHOLÉRA ; et que, dans plusieurs endroits, où je ne vais même pas, on dit qu'il existe à Montmorency un médecin qui GUÉRIT LE CHOLÉRA.

« Je crois nécessaire, Monsieur, de vous dire quelques mots sur les circonstances qui m'ont amené à employer votre Liqueur dans le traitement de cette horrible maladie.

« En juin 1849, lorsque le Choléra fit son invasion dans notre canton, ou plutôt dans une partie de notre canton (car il en est une autre partie qui jusqu'ici a été préservée du fléau, et Montmorency lui-même n'a encore eu a enregistrer aucun cas de Choléra), je fus appelé, *après un confrère*, à donner mes soins à une Cholérique. Fidèle à cette *fausse* idée qu'il faut se *hâter d'arrêter les vomissemens* et *la diarrhée*, je ne fis guères autre chose que ce qu'avait fait mon confrère : je prescrivis force *potions stimulantes, astreingentes* et *calmantes*, force *quarts* de lavemens amidonnés, laudanisés, etc., *et la malade mourut.* Ce n'était pas faute cependant d'avoir été prié que je souffrisse qu'un homme, *non médecin*, mais très *renommé ici* pour *s'occuper de médecine* dans *un but d'humanité*, et pour les *cures* qu'il a *opérées*, vint lui administrer un remède qu'il disait avoir contre le Choléra.

« A quelques jours de là, la bru de la défunte, et qui l'avait soignée, fut prise *d'un commencement de choléra.* Je fus appelé, je commençai à prescrire le traitement habituel des autres médecins; la malade empira, puis bientôt redevint mieux et guérit parfaitement; j'étais prêt à chanter victoire et à attribuer sa guérison à mon traitement, lorsqu'étant revenu, par hasard, la voir dans la journée, *après avoir recommandé, le matin,* LA DIÈTE LA PLUS SÉVÈRE, *pour ne point reproduire de selles*, je la trouvai buvant un bouillon et suçant une côtelette, avec un verre d'eau rougie, tandis que sa garde allait *vider une potée à ras-bord*, qu'elle venait de rendre, et que le mari allait chercher à la cave tous les médicamens, qu'on avait eu soin de *faire préparer*, mais non pas *de prendre*, et qu'on me présenta *intacts.*

« On m'avoua alors que c'était monsieur CABIEU, *marchand de vins, restaurateur à Enghein-les-Bains* (l'homme dont j'ai parlé plus-haut), qui était venu la voir en secret et qui lui avait administré *une certaine Liqueur aromatique.*

« C'est alors que je commençai *à avoir confiance* et que je me décidai à une *démarche* DURE *pour l'orgueil médical ;* à celle d'aller trouver M. CABIEU et de lui demander franchement quelle était sa méthode de traitement contre le Choléra, et la Liqueur dont il se servait.

« Il m'expliqua, *petit à petit*, que la Liqueur de BENJOIN *composée* et purgative, dont vous êtes l'*inventeur*, était la base principale de son traitement; que sa méthode consistait à faire évacuer par en haut et par en bas le cholérique, tout en soutenant ses forces par des bouillons gras, du jus de viande et de l'eau rougie, tiède et sucrée; *et que, loin de redouter les selles*, c'était en les provoquant et en les ramenant, par l'emploi de votre Liqueur, *de séreuses et ressemblant à de l'eau de riz*, qu'elles étaient, *à une teinte jaune ou verte, et à une consistance plus épaisse*, qu'il amenait la guérison (1).

« Je m'empressai de suivre cette méthode, et, soit avec M. CABIEU, soit seul, je soignai les CHOLÉRIQUES avec un constant succès : notamment, une jeune fille, âgée de 9 ans, enfant de M. MAGNAC, serrurier à Épinay (Seine); une autre jeune fille, âgée de 7 ans, pensionnaire chez mesdames les sœurs de Soisy-sous-Montmorency; une femme âgée de 42 ans, épouse de M. BOURESCHES, adjoint au maire de la même commune; une autre, âgée de 30 ans, épouse de M. TILLET (Jacques-Arnauld), cultivateur à Deuil; une autre, âgée de 58 ans, épouse de M. TILLET (Coco), cultivateur, de la même commune; une demoiselle âgée de 16 ans, fille de madame LESGUILLER (Noël), à Labarre, etc., etc., etc., etc., etc., etc. etc. La cuisinière de M. GEFFRIER, à Ormesson ; madame HUIARD, jardinière au même endroit, etc.; la fille de M. LACOUR (Barthelemy), âgée de 17 ans.

« Je cite principalement des femmes, car elles ont été presque seules atteintes du choléra dans notre contrée; à Enghein-les-Bains, par exemple, il y a, à quelques pas de distance, *sept jeunes hommes veufs par le choléra ;* AUCUNE N'AVAIT ÉTÉ TRAITÉE PAR NOTRE MÉTHODE NOUVELLE. . . . .

---

(1) *Il y a bien 20 ans que* M. CABIEU *fait usage de la Liqueur de Benjoin, et il a une grande réputation pour les cures qu'il opère sur des malades qui viennent de plusieurs lieues à la ronde. Je transcris ici une de ses lettres :*

« *Enghein*, 28 *juin* 1849.

« Monsieur,

« Excusez-moi de la liberté que je prends de vous parler de votre précieuse Liqueur de Benjoin, la connaissant depuis longtemps. Notre vallée de Montmorency vient d'être victime du Choléra; j'ai fait des miracles avec votre traitement, au point que les maires des communes environnantes m'ont r - clamé pour traiter leurs habitans; grâce à votre BENJOIN, j'ai parfaitement réussi; plus de CINQUANTE personnes doivent la vie à votre Liqueur, je me fais un devoir de donner votre adresse à toutes les personnes qui la désirent, à M. GRIMAULT, pharmacien, et à M. MAUGEIS, médecin à Montmorency, à St-Denis et à Paris; enfin je me fais un devoir de la propager dans le but d'être utile à la société.

« *Signé* CABIEU. »

« Inutile de dire qu'il y a en toute chose *le tour de main* ou du *maître*, qui ne s'acquiert *qu'en voyant et en agissant*. . . . .

. . . . La base principale de mon traitement et l'agent indispensable est votre Liqueur de Benjoin, que je n'hésite pas à proclamer *le meilleur purgatif* à employer contre l'affection cholérique, pour ceux qui veulent admettre contre cette affection la méthode évacuante, LA SEULE RATIONNELLE, LA SEULE CURATIVE.

« Si vous publiez quelque chose à cet égard, je vous serai obligé de m'en faire parvenir un exemplaire.

« *Agréez mes salutations dévouées.*

« Signé : E. MAUGEIS, M.-P. »

L'entendez-vous, Messieurs, de la Faculté ! un médecin légalement reçu, et que l'épidémie n'a pas laissé dormir pendant plus de quatre mois, vous déclare hautement que, vaincu par les procédés de l'empirisme, il a abandonné les formules de la science pour assurer le salut de ses malades ! Et il s'écrie avec tout l'épanchement d'une conscience qui ne peut plus rien dissimuler : « Oui, la base principale de mon « traitement contre le choléra-morbus, et l'agent indispensable, est « votre LIQUEUR DE BENJOIN, que je n'hésite pas à proclamer le « meilleur purgatif à employer contre l'affection cholérique, pour ceux « qui veulent admettre contre cette affection la méthode évacuante, « LA SEULE RATIONNELLE, LA SEULE CURATIVE !

« Si vous publiez quelque chose à cet égard, ajoute M. Maugeis, « je vous serai obligé de m'en faire parvenir un exemplaire. »

La conclusion de ce rapport officieux n'exige aucun commentaire.

Le médecin qui en est l'auteur est bien convaincu que la méthode évacuante est la seule rationnelle, la seule curative ; mais ceux qui ne voudraient pas admettre l'évacuation comme moyen curatif du choléra, bien entendu, l'homme de l'art, dont les espérances ont été tant de fois déçues sous les méthodes contraires, renonce à donner aucun conseil à ceux qui s'abusent ainsi.

Remarquons bien que M. Maugeis avait sérieusement réfléchi à toutes les conséquences du rapport, qu'il se reprochait, lui-même, de faire aussi tardivement au propagateur de la Liqueur de Benjoin, puisqu'il prévoit le cas de la publicité de son ouvrage, et qu'il en demande éventuellement un exemplaire.

M. SEGUIN, docteur-médecin, demeurant à Paris, rue Grammont, ayant un établissement de gaz à St-Denis, témoin du succès obtenu par MM. Cabieu et Huc, m'écrivait sous la date du 11 juin 1849 :

« Monsieur,

« D'après les bons résultats *que* J'AI VU *obtenir* par l'emploi de votre LIQUEUR de BENJOIN, je vous prie de vouloir bien m'en envoyer un demi-litre avec deux instructions. Vous trouverez ci-inclus le mandat sur la poste.

« *Signé* SEGUIN. »

Non seulement j'ai fait imprimer la lettre de M. Maugeis, du 13 septembre 1849, mais j'ai eu l'honneur de l'adresser au gouvernement, en le priant de faire faire des enquêtes dans les départemens de la Seine et de Seine-et-Oise, sur les résultats de l'usage de la Liqueur de Benjoin, contre le choléra-morbus dans les communes qui dépendent respectivement de ces deux départemens.

M. le préfet de Seine-et-Oise, dans le ressort duquel est la ville de Montmorency, résidence de M. Maugeis, a fait procéder à l'enquête sur les faits accomplis dans le cercle de son administration; non-seulement il s'est fait remettre, par ce médecin, un mémoire *ex-professo*, beaucoup plus explicatif que la lettre qui m'avait été adressée le 18 septembre 1849, époque à laquelle la maladie, devenue un peu moins intense, commençait à laisser respirer le médecin; mais encore M. le commissaire de police d'Enghein-les-Bains, qui s'est assuré, sur les lieux-mêmes soumis à sa surveillance, de tous les renseignemens, et les plus minutieux, qui devaient éclairer l'autorité, en a rendu à M. le préfet un compte tellement favorable, que ce magistrat s'est trouvé disposé à recommander au gouvernement le traitement BENZOÏQUE, puisque, par sa lettre du 18 décembre 1849, M. le commissaire de police m'écrivait :

« Enghien, le 18 décembre 1849.

« Monsieur,

« Par suite d'un rapport fait à M. le préfet de Seine-et-Oise, sur la méthode suivie par MM. Cabieu et le médecin Maugeis, pour la guérison du choléra, j'ai eu l'honneur de recevoir de ce premier magistrat de notre département, une lettre dont voici un extrait :

« J'ai reçu..... le Mémoire dressé par M. Maugeis, *que j'ai lu avec intérêt.*

« Mais, pour que je puisse transmettre cette affaire à M. le ministre de l'agri-
» culture et du commerce, qui doit la soumettre à l'Académie de médecine, il
» faut la compléter par la formule nécessaire pour composer la Liqueur de
» Benjoin. Sans cette communication, la méthode CABIEU serait considérée
» comme remède secret et ne pourrait être autorisée.

« Agréez, etc. « Le préfet,

« Signé : E. DE PADOUE. »

« Vous le voyez, Monsieur, jamais plus belle occasion ne s'est présentée pour faire connaître légalement, cette Liqueur, trop ignorée, et qui, administrée à-propos, a pu combattre le terrible fléau qui attaquait nos campagnes ; jamais circonstance plus favorable ne vous sera offerte pour faire connaître les qualités de votre Liqueur.

« Vous n'hésiterez pas, j'en suis persuadé, de suivre la voie légale qui vous est ouverte, pour faire sortir la Liqueur de Benjoin de la cathégorie des remèdes secrets et lui donner la place qui lui convient dans le Codex pharmaceutique.

« Ainsi donc, Monsieur, pour répondre aux intentions bienveillantes de MM. les ministre et préfet, il conviendrait que je puisse, dans le plus bref délai, adresser à la préfecture, la formule réclamée. Veuillez donc bien, comme vous le jugerez convenable, indiquer cette formule, sous toute réserve de propriété, soit à moi-même, qui, alors, ne la communiquerai qu'à M. le préfet seulement, soit à M. Cabieu ou à M. Maugeis. Peut-être que, présentée par les propagateurs de la méthode, et un homme de l'art, serait-elle mieux accueillie, d'autant plus que les juges auront sous les yeux les heureux résultats de son emploi.

« Quoi qu'il en soit, veuillez bien, Monsieur, m'honorer, le plus tôt possible, d'une réponse, afin de compléter le dossier de cette affaire, dont tout l'honneur de la découverte doit vous appartenir et afin que je puisse rendre réponse à M. le préfet sur sa lettre pressante, dont la copie ci-dessus.

« Agréez l'assurance de la considération très-distinguée avec laquelle j'ai l'honneur d'être,

« Monsieur,

« Votre très-obéissant serviteur.

« Le commissaire de police d'Enghien.

« *Signé* HUCHOT. »

Comme je l'ai déjà fait connaître, dès 1829, j'ai donné à l'Académie de médecine la recette qui m'est encore demandée aujourd'hui. Je ne me refuse pas à faire toutes les communications qui me paraîtront opportunes ; mais, comme je suis très-avancé en âge, et que je dois garder, dans l'intérêt de ma famille, toute la circonspection qui peut assurer la conservation d'une propriété qu'il ne faut pas indiscrètement aliéner, j'ai prié M. le commissaire de police de vouloir bien solliciter, auprès de M. le préfet, l'envoi du dossier CABIEU à M. le ministre de l'agriculture et du commerce, pour être soumis à l'Académie de médecine, avec l'enquête faite dans son département, sauf plus ample communication, si l'enquête que j'ai réclamée dans le département de la Seine est unanime, comme celle de Seine-et-Oise, sur l'efficacité de la Liqueur de Benjoin contre le choléra-morbus.

Je dis l'envoi du dossier CABIEU, car la méthode benzoïque est tellement connue à Enghein, Montmorency et les environs, sous le patronage de M. Cabieu, que l'enquête administrative a été faite, dans le département de Seine-et-Oise, sous la rubrique de la MÉTHODE CABIEU ; et qu'au mois de mai dernier, m'étant présenté au ministère de l'agriculture et du commerce, pour connaître le sort de mes réclamations auprès du gouvernement, il fallut faire de longues recherches qui, après beaucoup d'attention, nous conduisirent au dossier de la MÉTHODE CABIEU, qui renfermait tous les détails de l'instruction.

M. le commissaire de police fut peu édifié de mon hésitation à reproduire la formule du remède, car il me répondit, le 29 décembre 1849 :

« Enghien, le 29 décembre 1849.

« Monsieur,

« Il m'a été facile de voir que ma demande vous a paru indiscrète. Cependant il n'en était pas ainsi. Je pensais que vous seriez satisfait de l'occasion qui se présentait pour faire admettre, par l'Académie, un remède que tout semble prouver, sinon indispensable, du moins fort utile pour le traitement du Choléra.

« Je savais que tout le monde, comme M. CABIEU, ne travaillait pas uniquement pour le plaisir de rendre service et je ne prétendais pas vous enlever le lucre qui vous appartiendrait, puisque je vous priais de ne communiquer la formule, que sous toute réserve de propriété.

« Quoiqu'il en soit, j'ai fait votre commission, en écrivant à qui de droit que vous étiez en possession de la recette, et que si le gouvernement voulait s'en entendre, vous seriez tout prêt à la lui remettre, comme on remet une propriété, après les conditions arrêtées.

« Je ne sais qui vous a induit en erreur, en vous disant qu'il s'agissait « de « faire recueillir à MM. Cabieu et Maugeis quelques fruits qu'ils ont si bien « mérités et la récompense qui leur est due. » Il n'en est nullement question, et d'ailleurs M. Cabieu, en âme généreuse et désintéressée, ne jouit-il pas de la satisfaction qu'éprouve un honnête homme, lorsqu'il a saisi une occasion d'être le bienfaiteur de ses concitoyens, et M. Maugeis ne s'estime-t-il pas heureux de connaître, non un remède, mais une méthode avec laquelle, par des éméto-cathartiques on peut combattre, avec succès, l'un des fléaux les plus destructeurs de l'humanité?

« Recevez, je vous prie, l'assurance de la considération distinguée avec laquelle j'ai l'honneur d'être,

« Monsieur,

« Votre très-humble serviteur,

« *Signé* : HUCHOT. »

J'eus l'honneur d'écrire, le 2 mars 1850, à M. le préfet du département de Seine-et-Oise, en lui faisant connaître les motifs qui me déterminaient à attendre l'enquête du département de la Seine, avant de livrer de nouveau ma recette à l'Académie; et comme je lui exprimais ma pensée que les faits extérieurs, les actes curatifs, le succès certain du spécifique contre le choléra-morbus, demeurassent bien constatés, parce que je voyais en cela un préalable nécessaire pour que l'autorité reçût avec confiance l'analyse de la composition anti-cholérique, je priai M. le préfet de vouloir bien transmettre à M. le ministre tous les documens de l'enquête, afin que, lorsque celle du département de la Seine aurait pu y être réunie, l'Académie pût procéder à un examen décisif, sauf que, pour cet effet, je complétasse toutes les communications nécessaires.

J'avais même été devancé par M. le commissaire de police d'Enghein-les-Bains, qui avait bien voulu adresser à M. le préfet de Seine-et-Oise mes réponses à ses lettres, car ce premier magistrat du département a eu la bonté de me donner l'avis suivant :

« Versailles, le 5 mars 1850.

« Monsieur,

« Je m'empresse de vous faire connaître, en réponse à votre lettre « en date du 2 de ce mois, que j'ai transmis à M. le ministre de l'a- « griculture et du commerce, le 19 février dernier, mon rapport sur « l'emploi de la Liqueur de Benjoin contre l'épidémie cholérique dans « mon département.

« Veuillez agréer, Monsieur, l'assurance de ma considération très- « distinguée.

« Le préfet,

« *Signé* E. DE PADOUE. »

Au mois de mai 1850, m'étant présenté au ministère de l'agriculture et du commerce, ainsi qu'au secrétariat de l'Académie de médecine, pour m'assurer si l'enquête que j'avais sollicitée dans le département de la Seine y était parvenue, comme celle du département limitrophe, j'appris qu'on avait demandé l'avis de l'administration de l'assistance publique avant de procéder à cette enquête, et je me hâtai de me rendre au secrétariat de cette administration de bienfaisance, Parvis Notre-Dame, où on m'objecta encore l'absence de la recette servant à la composition de la Liqueur de Benjoin. Ma réponse fut celle que j'avais déjà exprimée deux fois; parce que, d'ailleurs, je n'apercevais pas le poids que pouvait avoir, sur la constatation matérielle des faits de guérison du choléra-morbus, à l'époque où il exerçait ses fureurs autour de la capitale, l'analyse des substances qui servent à la composition de l'antidote, mais qui ne semble pas avoir un rapport nécessaire et inséparable avec le fait abstrait et patent de la guérison de l'épidémie, qui était le seul objet de la recherche et de l'enquête. Que cette enquête établisse le fait mis en problême, savoir : la cure opérée sur un nombre infini de cholériques, soit; ensuite, restera à l'auteur du remède à faire connaître les moyens par lesquels il procède à la composition, qui est toujours victorieuse du fléau.

Persuadé que l'administration apprécierait mes motifs et procéderait à l'enquête, dont chaque jour peut faire disparaître les élémens, toujours fugitifs, tant qu'ils n'ont pas été recueillis et constatés par l'autorité, sur la sollicitude de laquelle je m'étais reposé, j'ai eu l'honneur de m'adresser, le 28 janvier dernier, à M. le directeur de l'administration générale de l'Assistance publique à Paris, en le priant « d'avoir la « bonté de faire connaître à l'autorité, qui avait demandé l'avis de « l'Administration de l'assistance, que je croyais devoir attendre « l'enquête à laquelle je la prie de vouloir bien procéder, avant de « donner communication de ma recette; car si, par impossible, l'en- « quête était négative, ma communication demeurerait sans objet. »

Mais M. le directeur de l'Administration de l'assistance m'a écrit une lettre, en date du 4 février 1851, présent mois, et qui est ainsi conçue :

« *Paris, le 4 février* 1851.

« Monsieur,

« J'ai reçu la lettre que vous m'avez adressée le 28 janvier dernier, pour me demander de faire connaître à l'autorité l'avis de l'administration de l'Assistance, sur l'emploi de la Liqueur de *Benjoin composée*, remède dont vous êtes possesseur, pour la guérison des personnes atteintes du Choléra.

« Votre demande a pour but de provoquer une enquête sur les bons effets obtenus de ce médicament, dans diverses communes des environs de Paris, lors de l'invasion de l'épidémie de 1849.

« Il vous a déjà été répondu, lors d'une première démarche que vous avez faite auprès de l'administration, que l'enquête que vous réclamiez n'était nullement du ressort de l'administration de l'Assistance publique à Paris; que, quant à l'emploi de cette Liqueur dans ses établissemens, il ne pourrait être autorisé que sur l'avis conforme de la commission médicale instituée par ses réglemens, pour prendre connaissance des nouveaux médicamens dont l'usage était proposé; et qu'enfin, cette commission, pour juger des effets d'un spécifique, avait besoin d'en connaître la composition.

« Tant que vous n'aurez pas rempli cette dernière condition, il me sera impossible, en ce qui concerne l'administration, de donner une suite quelconque à votre demande.

« Recevez, Monsieur, l'assurance de ma parfaite considération,

« *Le directeur*,

« *Signé* : Davennes. »

Enfin, M. le chef du secrétariat de l'académie de médecine m'a fait aussi l'honneur de m'écrire le 11 février 1851, et me dit :

Paris, le 11 février 1851.

« Monsieur,

« En réponse à votre lettre, en date du 8 courant, j'ai l'honneur de vous informer que M. le Ministre de l'agriculture et du commerce, par une lettre datée du 5 juillet dernier, a en effet transmis à l'Accadémie un mémoire de M. le docteur Maugeis, sur l'épidémie de Choléra qui a régné en 1849, dans la vallée de Montmorency (Seine et Oise.)

« Ce travail, Monsieur, est entre les mains d'une commission chargée d'examiner tout ce qui traite de cette épidémie; mais fût-il encore dans les bureaux, il me serait impossible de vous en délivrer une copie sans y être autorisé par M. le secrétaire perpétuel, d'abord, puis par l'auteur, lui-même, qui, seul, a le droit d'en faire prendre un double et *à ses frais*.

« Je regrette, Monsieur, de ne pouvoir vous satisfaire à ce sujet, et vous prie

« D'agréer l'hommage de ma considération distinguée,

« *Le chef du secrétariat*,

« *Signé :* Bordet. »

Je suis obligé de m'incliner devant ces différens obstacles. En dernière analyse, cependant, je vais prier M. le ministre de vouloir bien donner de nouvelles instructions pour que l'enquête du département de la Seine ne soit pas plus long-temps retardée, d'autant plus que, d'après la lettre de M. le directeur de l'administration de l'Assistance, l'enquête dont il s'agit n'est aucunement du ressort de cette administration, et qu'ainsi on ne doit pas attendre son avis.

Mais il me semble, dans tous les cas, trouver, dès-à-présent, dans le jugement de la 7e chambre du tribunal correctionnel de Paris, du 24 novembre 1849, qui absout M. Huc, employé de l'usine du gaz à St-Dénis, du délit d'exercice illégal de la médecine, l'équivalent de l'enquête la plus concluante.

En effet, ce jugement, prononcé sur une instruction orale et contradictoire avec le ministère public, qui a acquiescé à cette décision, passée en force de chose jugée, porte textuellement :

« En ce qui touche le délit d'exercice illégal de la médecine,

« Attendu que, bien qu'il soit constant que Huc n'a agi, dans les « soins *qu'il a donnés* A PLUSIEURS PERSONNES ATTEINTES DU CHO- « LÉRA, que dans un but de dévoûment et d'humanité, il n'en est pas « moins vrai *qu'il a exercé l'art de guérir*, sans autorisation et sans « être pourvu d'un diplôme;

« En ce qui touche le délit de débit de compositions médicales,

« Attendu que, s'il est établi, par l'instruction et les débats, qu'il a « délivré aux malades qu'il visitait un médicament dénommé: LIQUEUR « DE BENJOIN, CE MÉDICAMENT NE PEUT ÊTRE CONSIDÉRÉ COMME « ÉTANT UN REMÈDE SECRET, et n'a pas été distribué publiquement, « dans les termes de l'art. 36 de la loi du 21 germinal an 11;

« Attendu qu'on ne saurait, dès-lors, prononcer aucune peine.

« Le tribunal renvoie Huc des fins de la poursuite à cet égard. » (1)

Ainsi, trois faits sont irréfragablement établis par ce jugement et plus authentiquement constatés que par une enquête administrative :

---

(1) Si, pour ne rien dissimuler, nous avons indiqué, page 14, que M. Huc avait été condamné à 1 fr. d'amende, c'était pour simple contravention aux réglemens de police, ainsi que l'exprime ce jugement, qui ajoute aux dispositions ci-dessus :

« Considérant, en outre, que les débats ont établi que, dans aucune des cir- « constances révélées par l'instruction, Huc n'a jamais pris le titre de docteur « ou celui d'officier de santé; qu'il ne se trouve pas dans le cas prévu par « l'art. 36 de la loi du 19 ventôse an 11;

« Attendu que l'art. 35 de la même loi n'édicte de peine déterminée que « contre ceux qui ont usurpé le titre dont il vient d'être parlé; qu'il y a lieu, « dès-lors, de faire au prévenu application des peines de simple police, portées « en l'art. 417, § 15 du Code pénal.

« Vu ledit article, dont il a été donné lecture par le président, et qui est ainsi « conçu :

« Seront punis d'amende, depuis 1 fr. jusqu'à 5 fr., ceux qui auront con- « trevenu aux réglemens légalement faits par l'autorité administrative;

« Condamne Huc à un franc d'amende et aux dépens. »

1° Emploi de la Liqueur de Benjoin dans la ville de St-Dénis et autres communes, sur plusieurs cholériques; 2° guérison opérée à l'aide de ce spécifique, par M. Huc, sans autorisation et sans diplôme; 3° ce médicament ne peut être considéré comme remède SECRET.

Si l'autorité croit ne pas devoir procéder à l'enquête sollicitée dans le département de la Seine, nous la prions de vouloir bien y suppléer par le jugement correctionnel, déjà publié par le journal LE DROIT, du 25 novembre 1849.

Par son décret du 3 mai 1850, M. le président de la République a voulu accélérer l'usage d'un remède aussitôt qu'il a été *nouvellement* adopté par l'Académie, puisqu'il en a autorisé l'emploi immédiat, même avant son inscription au CODEX. Cette disposition a dû être provoquée par l'extrême urgence d'opposer promptement un remède efficace à une maladie qui se manifeste inopinément, et surtout quand elle est contagieuse ou épidémique.

On ne peut nier que le choléra, s'il a disparu du sol de la France, après ses ravages de 1849, peut y rentrer plus ou moins prochainement; car il n'a pas affranchi de ses fureurs toutes les populations, puisque chaque jour nous révèle de nouveaux désastres, qui désolent alternativement divers pays.

Le Benjoin, production végétale de l'Orient, d'où nous vient aussi la maladie qu'il combat si victorieusement, éprouve les vicissitudes qu'ont eu à subir d'autres médicamens de la plus grande utilité.

Nous avons cité le vaccin contre l'épidémie variolique, remède transcendant qui, cependant, a encore des détracteurs. Mais, en remontant plus haut dans la recherche des découvertes thérapeutiques, nous rencontrons l'éloge du QUINQUINA, *cortex peruvianus*, antidote éprouvé contre les fièvres intermittentes; et nous le voyons en butte aux ignoans, qui ont failli le faire rejeter, parce qu'ils ne savaient pas le réduire à une juste mesure et en proportionner les doses à la capacité des malades ou à l'intensité de la maladie. Il n'a échappé à la proscription que par l'entreprise d'un homme hardi, qui en a fixé le sort, ainsi que l'explique M. le docteur Alibert, médecin du roi et des principaux hôpitaux de Paris, où nous l'avons *vu et suivi* dans ses visites, au chevet des malades, formuler ses prescriptions.

Nous transcrivons deux pages de son ouvrage : NOUVEAUX ÉLÉMENS DE THÉRAPEUTIQUE ET DE MATIÈRE MÉDICALE, 3e *édition*, 1814, *tom.* 1er, *pag.* 21 *et suiv.* :

1

« *Des substances que la médecine emprunte du règne végétal pour agir sur la tonicité ou contractilité fibrillaire de l'estomac et des intestins.*

« Nous présentons d'abord dans ce tableau les substances extraites du règne végétal, parce que ce règne est le plus fertile en remèdes et en moyens médicamenteux pour l'espèce humaine. En effet, il n'est pas une seule partie des plantes que l'art de guérir n'ait mise à contribution ; les *écorces*, les *racines*, les *feuilles*, les *fleurs*, les *fruits*, les GOMMES, les RÉSINES, etc., tout devient d'une utilité réelle dans les emplois de la Thérapeutique. C'est là que résident, au degré le plus éminent, ces principes amers, astringens, aromatiques, qui, sagement administrés, communiquent une activité si puissante aux forces de l'économie vivante. On retrouve, en outre, dans l'intérieur de leur tissu des sels entièrement formés, comme le démontrent les procédés de la chimie, et quelquefois même l'inspection la plus grossière. Cette réunion d'élémens divers donne lieu de présumer que les médicamens fournis par les végétaux sont d'une invention bien antérieure à ceux qui dérivent des autres règnes de la nature ; et c'est sans doute par le secours de leurs propriétés salutaires que les premiers hommes appaisèrent les souffrances attachées à notre condition physique.

« QUINQUINA. *Cortex peruvianus.*

« . . . .

« Ce fut seulement en 1640 qu'un événement particulier fit apprécier les avantages de cette écorce inestimable. Alors résidait à Lima un vice-roi du Pérou, nommé le *comte del Cinchon ;* son épouse était en proie aux symptômes d'une fièvre intermittente tierce : aucun moyen n'avait pu en modérer l'intensité. Un espagnol, gouverneur de Loxa, proposa aussitôt cette poudre, dont les propriétés lui avaient été découvertes par un Indien, et dont l'administration arrêta merveilleusement les paroxysmes. Un semblable succès chez une personne d'un si haut rang dut singulièrement la mettre en crédit. Aussi la connaissance de ce nouveau médicament ne tarda pas à se répandre dans toute l'Espagne ; peu de temps après les jésuites l'apportèrent en Italie, et l'on sait avec quel zèle charitable il fut distribué aux malades indigens de Rome, par les soins pieux du cardinal de Lugo et de son médecin Sebastiano Baldo, de Gênes, dont la gloire est d'avoir écrit le premier sur les avantages du quinquina. Presque aussitôt la France, l'Angleterre, l'Allemagne, etc., s'approprièrent un secours si utile et si universel.

« Mais le quinquina ne tarda pas à subir le sort de toutes les découvertes modernes; des hommes, aveuglés par l'amour-propre ou le préjugé, s'opposèrent à son introduction dans la matière médicale. Ils motivèrent sa proscription d'après quelques tentatives infructueuses, qui tenaient surtout à l'ignorance où l'on était des doses précises auxquelles il convenait de l'administrer. Heureusement un Anglais, nommé Robert Talbot, esprit hardi et entreprenant, encouragé d'ailleurs par l'autorité puissante de Sydenham, son contemporain, vint fixer les incertitudes sur cet objet. Il assura les avantages du quinquina par un nouveau mode de préparation, dont Louis XIV acheta le secret; et ce précieux remède recouvra bientôt sa renommée par la munificence libérale d'un de nos plus grands monarques. »

Ces fragmens de l'excellent livre du docteur Alibert, initient tout le monde au secret du traitement végétal et nous font connaître tout le secours que nous devons trouver dans toutes les parties des plantes et des végétaux, beaucoup plus aromatisés et plus succulens dans les pays orientaux, où ils sont vivement pénétrés des rayons et de la chaleur d'un soleil brûlant, que le peu de plantes balsamiques de nos contrées occidentales, froides et humides, distinction sagement observée par les auteurs.

L'empereur NAPOLÉON a ajouté beaucoup de magnificence au règne de Louis XIV ; mais, mieux que le grand-roi, LOUIS-NAPOLÉON, président de la République française, aura la gloire d'affranchir la nation des dangers de la cruelle épidémie cholérique, en dotant le pays du remède infaillible que nous avons l'honneur de lui signaler contre ce fléau.

Nous, qui ne sommes ni docteurs, ni experts, même en anatomie, nous ne nous chargerons pas d'expliquer la composition de la nature humaine.

Nous nous souvenons seulement que les premières notions de la création nous enseignent que l'homme est formé du limon de la terre; ce qui se traduit par cette exacte vérité : que nous ne sommes qu'une argile ambulante, animée d'un souffle divin, que personne ne peut définir, et pourvue de trois autres élémens : l'air, l'eau et le feu.

On sait que l'absence de quelqu'un de ces élémens, ou même leur altération excessive, nous rend malades et cause la mort.

Cependant, s'ils se trouvent tous, ou quelques-uns seulement, dans un état d'indisposition, qui ne soit pas porté à un degré de corruption irremédiable, on peut y apporter du soulagement par des désinfections et par des vulnéraires de nature à repousser le virus ou venin, la gangrène et l'air pestilentiel.

Or, tous les auteurs ont cité, il y a plus de deux siècles, le Benjoin, comme le premier baume, ayant toutes les propriétés qui produisent ces effets.

Aussi, l'emploi du Benjoin dissipe effectivement toutes ces affections, comme le prédisent les docteurs.

Les exemples de ces effets merveilleux se sont fait remarquer, plus immanquables sur le choléra-morbus, que sur toutes autres affections moins caractérisées.

C'est par LES FAITS qu'il faut juger de l'efficacité ; tel est le langage des meilleurs médecins de nos jours.

M^r. L. M. James, docteur en médecine de la faculté de Paris, vaccinateur du département de la Seine, qui ayant formulé son opinion sur les substances musculaires de l'homme et sur les matières nutritives dont il use, en démontrant la pauvreté de la constitution humaine, passe à l'inoculation du virus-vaccin ; et mettant en problême si ce virus, étant extrait d'une source impure, ne serait point susceptible de pouvoir porter avec lui le germe d'une maladie éruptive, déclare :

« Pour nous, cette question de bonne foi n'a jamais été douteuse,
« PUISQUE, DEVANT LES FAITS, IL N'Y A PLUS RIEN A EXPLIQUER....
« Pour nous, *l'expérience résultant de faits clairs, simplement exposés, voilà notre loi ;* les conséquences se déduisent ensuite aisément. » Journal de Vaccine et de maladie des enfans. (Hygiène et salubrité publique, 5e année, octobre 1834, page 312.)

M. James cite, page 314, M. Bizot, docteur, son correspondant à Beaume, département du Doubs, dont le travail, dit-il, est un modèle digne d'exemple à suivre.

M. Bizot, toujours à la recherche des meilleurs moyens curatifs de l'épidémie variolique, dit que « cinq personnes vaccinées *positivement*, « depuis un grand nombre d'années, atteintes de cette maladie épidé- « mique, ont succombé, portant aux bras de larges cicatrices *gaufrées* « de vaccine. Il ajoute : Malgré de telles exceptions, heureusement « fort rares, nous ne connaissons point encore de moyens plus assurés, « plus certains de prévenir, ou neutraliser, modifier l'élément de la « variole, que le fluide vacciné : *donc il faut*, *sans charlatanisme*, *et* « *en payant de sa personne et de sa bourse*, *le propager de toutes* « *nos forces*, *jusqu'à ce qu'une nouvelle découverte heureuse* SUR- « GISSE DU HASARD, DE L'OBSERVATION OU DE L'EMPIRISME, *pour* « *nous forcer à changer de route.* »

Si la vaccine trouve des incrédules, et rencontre encore des résistances, comme les signalent MM. les docteurs James et Bizot, dans l'ouvrage précité, nous ne devons pas nous étonner que le meilleur spécifique contre le choléra-morbus ait à vaincre des adversaires aveugles, qui ne veulent se rendre aucun compte de l'analogie qui existe entre cette épidémie et les élémens de l'antidote qui la guérit souverainement. Si la faculté voulait tenir compte *des faits*, *dont l'expérience est le principal guide de MM. James et Bizot*, les leçons *du hasard*, *de l'observation et de l'empirisme*, auraient bientôt revêtu le caractère légal de la science doctorale.

Mais le choléra-morbus, étant pour nous une nouvelle émanation de la boîte de Pandore, l'expérience n'a pu jusqu'à présent conquérir à son antitode les suffrages qui sont encore souvent contestés à la vaccine contre l'autre épidémie.

Toutefois, il résulte très-bien de la correspondance et des actes officiels qui viennent d'être reproduits, que le choléra-morbus a été traité avec un plein succès et a été constamment vaincu aux portes de Paris, en 1849, avec l'antidote benzoïque, tandis qu'il causait les plus grands ravages dans l'intérieur de la capitale. Tous les témoignages forment un seul écho à cet égard ; les vœux, les acclamations des populations et des administrateurs de la banlieue, se réunissent pour proclamer son efficacité. Ce concert général, en faveur d'un antidote si solennellement éprouvé, ne peut se traduire que par ce cri unanime et puissant : VOX POPULI, VOX DEI !

OPINION DES DOCTEURS SUR LES PROPRIÉTÉS MÉDICALES DU BENJOIN.

RÉFLEXION FINALE.

Je prends le parti de rapporter toutes les citations sur le Benjoin, d'après les autorités les plus anciennes et modernes et les auteurs les plus respectables :

« Les ÉGIPTIENS et l'ÉCRITURE-SAINTE nous indiquent l'ancien usage du BENJOIN dans les embaumemens et la guérison des plaies.

« Le Benjoin est une des substances les plus estimées de l'Orient. Cette précieuse production fut présentée par les Mages au Sauveur nouveau né à Béthléem, à la table de Simon-le-Lépreux, et c'est encore le plus pur encens offert à Dieu sur nos autels.

« Cette résine se récolte aux Indes, principalement aux îles de JAVA et de SUMATRA, où il existe des forêts remplies de l'arbre nommé *Aliboufier-Benjoin*, qui ne sert jamais à la charpente et duquel découle, au moyen d'une incision longitudinale, une sorte d'huile, qui se concrète à l'air, se durcit et prend le nom de Benjoin ; en cet état elle est transportée dans tous les pays du monde, sans que le transport, ni la longueur des temps en altère les bonnes qualités. Il semble que la providence ait créé l'arbre pour le précieux BAUME qu'il produit ; car, soumis aux incisions qui se renouvellent, il n'a qu'une existence, on pourrait dire éphémère, sa durée n'étant que d'une douzaine d'années.

« Le BENJOIN est incisif, pénétrant, atténuant, propre pour les ulcères du poumon, pour l'asthme, pour résister au venin, pour fortifier le cerveau, pour effacer les taches du visage, pour résister à la gangrène, pour parfumer l'air ; les parfumeurs l'emploient dans leurs parfums et cassolettes. » (DICTIONNAIRE *universel des drogues simples*, etc., par le docteur LEMERY, de l'académie, 1697.)

« Donné à l'intérieur, le BENJOIN exerce une influence évidente sur l'économie animale, il paraît *titiller* doucement les fibres qui constituent les organes et augmenter les mouvemens; *il agit d'abord sur* l'ESTOMAC et favorise l'action digestive ; il rend aussi la *circulation plus* ACTIVE, les SÉCRÉTIONS et les EXHALATIONS plus abondantes, etc.

« On conseille le BENJOIN comme un excellent stomachique dans les faiblesses d'estomac et dans les vices de la digestion qui procèdent du relâchement, de l'inertie de l'appareil gastrique ; on s'est aussi servi de cette substance dans les fièvres *ataxiques et adynamiques.*

« Les praticiens louent les bons effets du Benjoin dans les fièvres éruptives, lorsque l'on veut EXCITER LES FORCES VITALES.

« SCHWILGUÉ a vu plusieurs fois un ou deux grammes de BENJOIN modifier les accès de fièvre intermittente, rebelle et les faire peu à peu cesser; mais c'est surtout pour les maladies du système pulmonaire que l'on a vanté l'emploi du BENJOIN; quelques auteurs l'ont même surnommé le BAUME du POUMON : sa puissance excitante le rendra toujours utile dans l'asthme humide, dans la toux chronique, etc., quand on voudra débarrasser par une expectoration abondante les voies aériennes et corriger en même temps l'état d'INERTIE, de relâchement de la membrane bronchiale. (DICTIONNAIRE *des sciences médicales, par une société de* 70 *médecins*, 1772.)

« Le BENJOIN est chaud, dessicatif, incisif, pénétrant, atténuant, il est aussi sudorifique et propre dans les rhumatismes et la sciatique. (DICTIONNAIRE *botanique et pharmaceutique de* 1768, *et abrégé de l'histoire des plantes usuelles*, par J.-B. CHOMEL, docteur-médecin.)

« On estime les fleurs de BENJOIN bonnes pour l'asthme, pour abattre les vapeurs, pour la palpitation, pour résister au venin. (ELÉMENS *de pharmacie* de BEAUMÉ.)

« On conseille les fleurs de BENJOIN à l'intérieur dans les affections rhumatismales. Le BENJOIN est employé en fumigations dans les douleurs rhumatismales. (DICTIONNAIRE *des sciences médicales.*)

« LE BENJOIN est aussi un médicament externe et entre dans quelques emplâtres aglutinatifs. (DICTIONNAIRE *d'histoire naturelle.*)

« Il paraît qu'il a été quelquefois utile dans plusieurs affections de poitrine, principalement dans l'asthme chronique ; on a cru remarquer que ce médicament diminuait la fréquence de la toux et l'irritation qui en est la suite, et excitait légèrement l'organe cutané ; on recommande aussi le BENJOIN, réduit en vapeur, pour stimuler l'appareil de la respiration ; dans quelques cas, on dirige ces mêmes fumigations sur divers points de la surface cutanée. On fait principalement usage de ce dernier moyen dans les affections scrophuleuses, pour réveiller l'action du système lymphatique. » (ALIBERT, médecin du roi, médecin de l'hôpital Saint-Louis de Paris et du Lycée Napoléon ; médecin consultant des maisons impériales d'Ecouen et de Saint-Denis ; membre de la Société de la Faculté et de celle de Médecine de Paris; de la Société médicale d'émulation ; de l'Académie impériale Joséphine de Vienne ; de l'Académie royale de Médecine de Madrid ; de celles des Sciences de Turin, St-Pétersbourg, etc.)

« Ce médicament tient un des premiers rangs parmi les béchiques vulnéraires et incisifs ; il excite et favorise l'expectoration ; il remédie à la toux invétérée, procure du soulagement aux phtysiques et aux asthmatiques ; on en vante l'usage dans les écrouelles, les fièvres. » (*Histoire naturelle.*)

« Le Benjoin est un stimulant qu'on emploie surtout pour exciter la muqueuse des bronches ; à cause de son odeur extrêmement agréable, on s'en sert dans les parfums. » (NYSTEIN, *docteur en médecine*, *professeur*, etc.)

« L'acide benzoïque est employé dans les parfums, et en médecine contre les maladies du poumon ; on prétend qu'il enlève les taches de rousseur. » (ALYON, *officier de santé à l'hôpital du Val-de-Grâce.*)

« Le BENJOIN tient le premier rang parmi les BAUMES naturels ; les baumes ne sont en usage qu'en médecine ; la nature semble les avoir uniquement destinés à adoucir nos maux. » (*Histoire naturelle.*)

« Leur efficacité dans les embaumemens, pour empêcher la putréfaction après la mort, a naturellement conduit à leur attribuer des propriétés analogues, pour repousser, pendant la vie, toutes les causes qui tendent à amener la décomposition des organes. » (DICTIONNAIRE *des sciences médicales.*)

« On s'en sert dans l'Inde pour parfumer les maisons, chasser les insectes incommodes et prévenir les pernicieux effets de l'air impur ou des exhalaisons malfaisantes; à SUMATRA, particulièrement, les habitans parfument l'air; ils en font une huile avec laquelle les femmes se parfument les cheveux; il fait la base de ce baume si estimé, connu sous le nom de Turlington, dont les salutaires effets, surtout pour les plaies récentes et autres, sont bien connus des étrangers, qui ne peuvent recevoir du soulagement de la Faculté, et dont je puis donner moi-même le témoignage le plus avantageux; il y a lieu de regretter que ses vertus n'aient pas encore été soigneusement examinées, car il est fort à présumer qu'il possède des qualités aussi grandes et aussi salutaires qu'aucune autre production végétale employée dans la matière médicale. Je ne doute pas que quelques médecins habiles, aidés des sciences de la chimie, n'élèvent un jour le BENJOIN, qui a été beaucoup TROP NÉGLIGÉ, au degré d'estime qu'il paraît mériter. » (HISTOIRE DE SUMATRA, *par M. Willams Marsden, de la Société royale de Londres,* 1788.)

La Faculté de médecine de Bristol (Angleterre), a observé, dans les déjections cholériques, en 1849, des phénomènes animalcules, qui ont caractérisé à ses yeux la cruelle épidémie. Elle a conclu que ces corps extraordinaires et microscopiques étaient introduits dans les viscères par un air impur; or, quel élément curatif peut-on préférer au BENJOIN, pour expulser ces émanations vénéneuses, puisqu'il est essentiellement désinfectant et anti-pestilentiel ?

Sur la bonté de notre composition, ajoutons encore le témoignage du docteur MONIN, qui écrivait de Saint-Pétersbourg, le 7-19 juillet 1827:

« D'après l'essai que j'ai commencé par en faire sur moi-même, je dois rendre
« hommage à la vérité, en déclarant que c'est le Purgatif le moins désagréable
« que l'on ait pu prendre jusqu'à ce jour, et que, dans nombre de cas, il sera
« préférable à tout autre, ne donnant aucune colique. »

(Il y en aurait bien d'autres à rapporter.)

Le BENJOIN entre encore dans la composition:

De l'élixir anti-asthmatique.

— l'élixir sudorifique.

— l'élixir pectoral anglais.

— l'élixir parégorique.

Des pilules Balsamiques stimulantes.

Du baume apoplectique.

Du baume du Commandeur.

On l'emploie en certains cas pour remplacer la vanille à cause de son odeur.

Il est employé dans quelques recettes d'eau de Cologne.

Toutes les pharmacies possèdent la TEINTURE de BENJOIN.

C'est une dissolution de cette résine dans l'esprit-de-vin.

On connaît depuis long-temps l'eau de BENJOIN *composée*, avantageusement employée pour la toilette et la guérison des dartres ou autres maladies de la peau.

Un parfumeur de Paris vient de proclamer, par affiches, dans notre province, un *Vinaigre* BENZOÏQUE.

NOTA. — Tous les flacons contenant la Liqueur de BENJOIN *composée*, sont toujours revêtus du cachet comme ci-dessous, et ceux qui manqueraient de cette formalité doivent être rejetés.

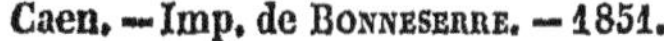

Caen. — Imp. de BONNESERRE. — 1851.